LES
EAUX THERMALES

DE

BRIDES-LES-BAINS

ET

DE SALINS - MOUTIERS

(SAVOIE)

Par le Docteur C. LAISSUS,

Médecin - Inspecteur des Eaux de Salins - Moûtiers

Ancien Inspecteur des Eaux de Brides-les-Bains
Médecin consultant à Brides et à Salins
Lauréat de l'Académie de Médecine de Paris,
Médecin des Epidémies et de l'Hôtel-Dieu de Moûtiers,
Membre correspondant de la Société d'Hydrologie,
de la Société de Médecine de Paris, des Sociétés de Médecine de Lyon,
de Turin, de Chambéry, de l'Académie de Savoie
et de La Val d'Isère, membre du Club Alpin de Tarentaise.

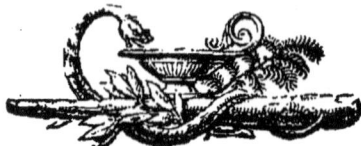

PARIS

J.-B. BAILLIÈRE ET FILS

19, rue Hautefeuille, 19

1881

.

LES

EAUX THERMALES

DE

BRIDES - LES - BAINS

ET

DE SALINS-MOUTIERS

(SAVOIE)

Ouvrages du même Auteur :

1° *Mémoire sur les Eaux thermales de Brides* (Savoie), lu à la Société d'Hydrologie médicale de Paris en 1861.

2° *Les Eaux thermales de Brides - les - Bains* (Savoie) en 1860 et 1861. Moûtiers.

3° *Etudes médicales sur les Eaux thermales purgatives de Brides-les-Bains*, suivies de Considérations sur les Eaux minérales de Salins-Moûtiers, 1863.

4° *Notice historique, physico - chimique et médicale sur les Eaux thermales chlorurées de Salins*, près Moûtiers (Savoie). Paris, J.-B. Baillière et fils, 1869.

5° *Les Eaux thermales purgatives de Brides-les-Bains* (Savoie). Paris, J.-B. Baillière et fils, 1874.

6° *Notice sur les Eaux minérales de la Tarentaise*, (Savoie), mémoire lu à la réunion des Sociétés savantes, à la Sorbonne en 1876.

7° *Les Eaux de mer thermales de Salins-Moûtiers* (Savoie). Paris, J.-B. Baillière et fils, 1877.

8° *Notice sur les Eaux thermales de Bonneval*, près le Bourg-St-Maurice (Savoie), 1879.

9° *De l'emploi combiné des Eaux thermales de Brides et de Salins-Moûtiers* (Savoie) *dans les affections utérines chroniques*. Paris, J.-B. Baillière et fils, 1880.

Moûtiers.— Imp. Cane Sœurs succ. de Marc Cane.

LES

EAUX THERMALES

DE

BRIDES-LES-BAINS

ET

DE SALINS - MOUTIERS

(SAVOIE)

Par le Docteur C. LAISSUS,

Médecin - Inspecteur des Eaux de Salins - Moûtiers

Ancien Inspecteur des Eaux de Brides-les-Bains
Médecin consultant à Brides et à Salins
Lauréat de l'Académie de Médecine de Paris,
Médecin des Epidémies et de l'Hôtel-Dieu de Moûtiers,
Membre correspondant de la Société d'Hydrologie,
de la Société de Médecine de Paris, des Sociétés de Médecine de Lyon,
de Turin, de Chambéry, de l'Académie de Savoie
et de La Val d'Isère, membre du Club Alpin de Tarentaise.

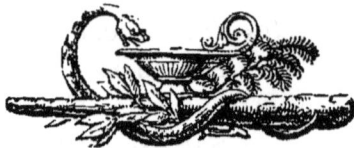

PARIS

J.-B. BAILLIÈRE ET FILS

19, rue Hautefeuille, 19

1881

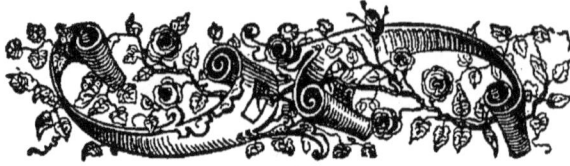

L E petit livre que j'ai l'honneur de présenter aujourd'hui au public n'est pas une œuvre tout à fait nouvelle; c'est plutôt un résumé de mes publications antérieures sur nos Eaux thermales, publications commencées il y a vingt ans et continuées jusqu'à ce jour.

La bienveillance extrême ainsi que les distinctions honorifiques avec lesquelles on a bien voulu accueillir mes travaux hydrologiques passés, la vogue toujours croissante de nos Eaux thermales de Brides et de Salins-Moûtiers à la vulgarisation desquelles je me flatte et je suis heureux d'avoir largement contribué, l'appui merveilleux que ces eaux minérales voisines se prêtent mutuellement et à l'envi, la réunion actuelle, sous la direction éclairée et puissante de la nouvelle administration, de ces deux Etablissements thermaux qui se complètent réciproquement et doivent marcher de pair, m'ont engagé, à publier, pour ainsi dire, dans un même tableau, les principales propriétés thérapeutiques de nos deux *hydropoles* que l'on confond encore souvent ensemble et qui ne sont pas encore exactement connues et appréciées. Cette étude n'est d'ailleurs que le prélude d'un travail plus complet qui est en préparation et qui ne paraîtra que lorsque les améliorations considérables qui vont se produire incessamment dans l'installation et l'aménagement de nos stations balnéaires seront achevées.

Nous faisons suivre cette étude de la reproduction textuelle de deux rapports officiels de l'Académie de médecine de Paris concernant nos Eaux, rapports qui serviront comme de pièces justificatives et qui établiront définitivement la consécration scientifique de nos Eaux thermales de Brides et de Salins-Moûtiers.

Moûtiers (Savoie), le 25 mars 1881.

Dr C. LAISSUS,

Médecin-inspecteur des Eaux de Salins-Moûtiers
et Médecin consultant à Brides et à Salins (Savoie).

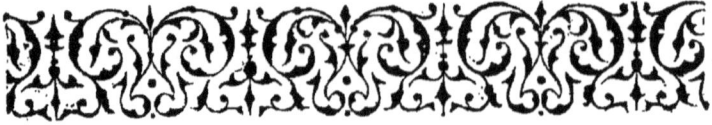

EAUX THERMALES DE BRIDES-LES-BAINS

I

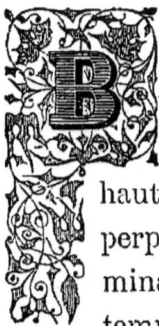

RIDES-LES-BAINS dont les Eaux étaient connues anciennement sous le nom d'*Eaux du Bain*, puis d'*Eaux de La Perrière*, a une origine qui remonte à une haute antiquité. Une vieille tradition qui s'est perpétuée d'âge en âge dans le pays, la dénomination de *hameau des bains* que porte d'un temps immémorial le village actuel de Brides, ainsi que la découverte de médailles et monnaies romaines dans la localité, sont déjà des indices non douteux de l'existence d'anciens Thermes que des inondations et des accidents de terrains ont dû souvent faire disparaître. Tour à tour perdues et retrouvées pendant plusieurs siècles, comme l'indique le Révérend Père Bernard, en 1685, dans sa brochure intitulée les *Eaux du Bain*, les Eaux de Brides furent découvertes de nouveau en 1818 époque à laquelle le Dʳ Hybord qu'on a appelé à juste titre le régénérateur des Eaux de Brides fonda un petit établissement thermal dont il reste encore quelques vestiges aujourd'hui. Depuis lors, plusieurs administrations diverses se sont succédées dans la gérance de nos Eaux, jusqu'à la fin de l'année dernière, époque à laquelle, heureusement pour notre pays, elles sont devenues la propriété d'une personne aussi connue par son opulente fortune que par son inépuisable charité, de Madame Marie BLANC de Monaco. Tout fait espérer que, sous sa haute et intelligente influence, nos Etablissements thermaux promptement réparés et améliorés amèneront dans notre pays un concours immense de baigneurs et feront ainsi la fortune de notre Tarentaise.

La station thermale de Brides-les-Bains, est située, en Savoie, à 5 kilomètres de Moûtiers chef-lieu d'arrondissement du département. On y arrive par le chemin de fer P.-L.-M. section de Culoz au Mont-Cenis, que l'on suit jusqu'à la station d'*Albertville*, d'où des omnibus, des diligences et des voitures particulières correspondant à tous les trains, conduisent rapidement les voyageurs à Moûtiers, à Salins et à Brides. Dans un avenir très prochain, la voie ferrée sera achevée jusqu'à Moûtiers et mettra ainsi nos Thermes en relation directe avec les grands centres de populations. On peut également se rendre d'Italie à nos Eaux par la route nationale du Petit-St-Bernard qui fait communiquer la vallée d'Aoste avec notre pays (1).

Brides-les-Bains est une jolie station thermale couchée au bas d'une ravissante vallée qui vous charme par la fraicheur de ses prairies et qui vous étonne par l'imposante majesté des glaciers qui la dominent.

Garantie contre les vents du nord et du midi par de hautes montagnes ayant à leur base des vignes et des vergers, et couronnées à leur sommet par de magnifiques forêts de pins et de sapins, cette vallée bien connue des touristes (2) est traversée par deux torrents fougueux (Dorons) qui roulent leurs eaux écumantes de cascades en cascades, et remplissent d'animation le riant paysage qu'on a sous les yeux.

C'est sur la rive gauche du Doron venant de

---

(1) On sait qu'il est question d'une nouvelle voie ferrée internationale à travers le Mont-Blanc, en opposition de celle du Simplon. A ce propos le Conseil général de la Savoie dont j'avais l'honneur alors d'être membre, a appelé, l'année dernière, par un vœu spécial dû à l'initiative de M. le baron d'Alexandry sénateur, l'attention bienveillante du gouvernement sur le mérite comparatif de la percée du Petit-St-Bernard, projet qui serait peut-être le moins coûteux et conviendrait le mieux aux intérêts commerciaux, politiques et surtout militaires de la France.

(2) Pralognan (1431 mètres d'altitude) est une charmante station alpine qui termine la vallée de Brides à droite; on y trouve un bon hôtel. Pralognan est un point central pour les grandes ascensions du Col de la Vanoise, du Col de Chavière, de la Grande Casse, du Dôme de Chasseforêt, de l'Aiguille du Péclet, de la Grande Motte, etc.

Bozel, qu'est situé le pavillon des sources thermales
où, tous les matins, les baigneurs se réunissent pour
boire l'eau minérale. A côté de la buvette, se trouvent
trois piscines dont deux sont alimentées par le réservoir principal, et l'autre par des sources particulières :
cette dernière appelée depuis longtemps *petite
piscine* est un peu plus chaude que les autres ; aussi
serait-il nécessaire de l'agrandir afin qu'un plus
grand nombre de personnes puissent en jouir. Une
allée bordée d'arbres et longeant le torrent conduit
du pavillon des sources à l'Etablissement thermal
situé plus bas ; c'est la promenade pour ainsi dire
obligée du matin, promenade toutefois qui est loin
d'être confortable, dans les temps de pluie ; aussi
sommes-nous heureux d'apprendre que la nouvelle
administration va créer, pour cette saison même, un
vaste promenoir *couvert* qui permettra aux baigneurs
de boire les eaux sans se mouiller ; c'est là une
excellente et urgente amélioration que nous n'avons
cessé de demander pendant tout le temps de notre
inspectorat, et dont nous remercions vivement les
promoteurs.

L'Etablissement thermal proprement dit, cons-
truit en 1840, est, selon un rapport officiel, le plus
confortable et le mieux aménagé des établissements
minéraux de la Savoie, après celui d'Aix-les-Bains.
La partie supérieure comprend le Casino, les salles

de bal, de jeux, de lecture, les bureaux de l'administration, ainsi que le grand hôtel des Thermes
qui y a été annexé ces années passées; la partie
inférieure située en contre-bas de la précédente est
construite en hémicycle et contient les cabinets de
bains, les salles de douches, les étuves et tous les
appareils nécessaires au traitement thermal. Cette
situation de l'établissement des bains, dans un bas-
fond, ainsi que son éloignement des sources thermales,
sont les seuls défauts de cette belle construction.
Aussi dans l'intérêt des Eaux et des Baigneurs,
serait-il opportun de concentrer sur les lieux-mêmes
des sources, tout le service balnéaire, comme je l'ai
dit ailleurs (1).

Il y a à Brides plusieurs grands hôtels fort bien
tenus, ainsi que quelques maisons particulières où
l'on trouve des chambres et des appartements pour
la saison des bains (2). Une petite pharmacie sera,
nous l'espérons, prochainement installée dans une
annexe de l'Etablissement.

L'Eglise de Brides dont la construction est due
surtout à la générosité d'un baigneur, M. le comte de

---

(1) Les Eaux thermales purgatives de Brides-les-Bains. Paris 1874,
page 18.

(2) Les principaux hôtels sont: le Grand Hôtel des Thermes, le Grand
Hôtel des Baigneurs (Maison-Laissus), l'Hôtel de France, le Grand Hôtel,
l'Hôtel Grumel.

Carthery, a été récemment réparée; il faudra bientôt l'agrandir; car, en été, elle devient de plus en plus insuffisante, devant le nombre toujours croissant des baigneurs.

Le service de la poste se compose de deux arrivées et de deux départs de courriers par jour; un télégraphe est adjoint au bureau de poste pendant la saison thermale. Des omnibus allant et venant plusieurs fois par jour circulent entre Brides, Salins et Moûtiers et vice-versà; on trouve également des voitures particulières, des mulets et des ânes pour les excursions et les promenades.

La vie qu'on mène à Brides est peu coûteuse, calme et tranquille; c'est la vie de famille en grand; tous les baigneurs forment entre eux une charmante colonie qui partage les mêmes plaisirs, les mêmes joies. Ici, point d'amusements trop bruyants que fuit la douleur; point de ces émotions violentes si fatales dans les maladies; au contraire, les riants tableaux de la nature, les promenades délicieuses, une société choisie, des relations agréables, tout est réuni pour faire de Brides un séjour enchanteur où l'on se sent vivre doucement et sans regret des séductions des grandes cités thermales.

cc

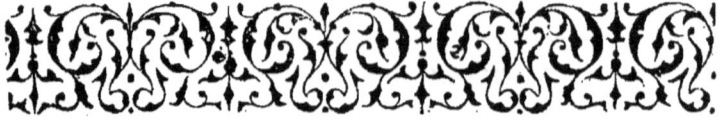

II

N jouit à Brides du climat des régions tempérées. Brides-les-Bains est situé par 45° 26 de latitude, et 4° 20 de longitude. La température qu'on pourrait croire extrême à cause du voisinage des montagnes, est, au contraire douce et uniforme ; la moyenne thermométrique pendant les mois d'été, est dans les années ordinaires de 16° à 20° Réaumur ; et la hauteur du baromètre mesure 711 m. m. On respire à Brides un air d'une pureté remarquable ; sans être excitant, il est *tonique* et *vivifiant* pas excellence, et il convient admirablement aux convalescents, aux enfants, aux hommes de cabinet, et, en général, à toutes les personnes anémiées ou épuisées par de longues souffrances.

Les grands phénomènes météorologiques tels que, ouragan, tonnerre, grêle, etc. sont fort rares à Brides ; il en est de même des grands coups de vent qu'on n'observe jamais probablement à cause de la direction de la vallée qui est ouverte de l'est à l'ouest et qui est garantie contre les vents du nord et du midi par les hautes montagnes des Allues et de Montagny qui lui servent de remparts naturels.

L'altitude au-dessus du niveau de la mer est pour la définition du climat d'un pays le phénomène principal d'où découlent tous les autres; car avec la hauteur varient la température et la pression atmosphérique, éléments les plus importants au point de vue médical et hygiénique.

Brides-les-Bains est à 570 mètres d'élévation au-dessus du niveau de la mer; cette altitude est un moyen terme heureux entre les plaines basses et les hautes Alpes. Notre station thermale est donc déjà, pour les habitants des plaines peu élevées, un agréable séjour de montagne où ils trouvent, en été, une chaleur moins étouffante, un air plus vif, plus sain et plus fréquemment renouvelé que celui qu'ils respirent habituellement. Cela est surtout évident, pour les habitants des grandes villes, qui vivent dans un air confiné, dans une atmosphère viciée, dans une espèce de *malaria urbana*, en un mot, qui est une des causes principales des maladies chroniques si fréquentes dans les grands centres de populations.

Dans son Essai analytique sur nos Eaux, le Dr Socquet avait déjà noté l'influence de la hauteur barométrique de Brides, afin que, dit-il, les médecins et les malades surtout qui viennent y chercher la guérison, puissent plus justement apprécier les effets

avantageux qui doivent résulter, dans la plupart des
maladies invétérées ou chroniques, d'une diminution
aussi importante et permanente de la pression atmosphérique sur les organes pulmonaires et sur toute la
périphérie du corps pendant le séjour à ces Eaux (1).

Le Dr Lombard de Genève, dans son ouvrage
remarquable sur la climatologie, admet deux classes
de climats, selon que les localités sont situées au-
dessus ou *au-dessous* de 2000 mètres, il appelle les
premiers *climats alpins* ou des hautes Alpes, et les
seconds *climats alpestres* ou des régions moyennes
et inférieure des Alpes. C'est dans cette seconde classe
que nous rangeons le climat de la vallée de Brides,
climat doux, tonique, et vivifiant qui contribue
puissamment, nous en avons la conviction, au bien
être particulier qu'on éprouve de suite en arrivant à
Brides et aux guérisons nombreuses qu'on y obtient
chaque année.

Le climat de Brides étant connu, quelle est
l'époque de l'année la plus favorable pour y entreprendre une cure thermale ? Voici ce que nous apprend
une expérience de plus de vingt ans : La saison
balnéaire peut commencer à la fin du mois de mai
et se prolonger jusqu'à la fin septembre sans

---

(1) Essai analytique, médical et topographique sur les Eaux minérales
de La Perrière. 1824, page 82.

inconvénient, car nous jouissons généralement du beau temps pendant cette période. Il est vrai que, jusqu'à présent, on a surtout fréquenté notre station dans les mois de juillet et d'août, par crainte du climat de notre pays qu'on ne connaît pas ; c'est un tort, car nous avons une très bonne température et généralement le beau temps pendant les mois de mai, juin, septembre et commencement d'octobre, comme le prouve l'état de nos récoltes souvent plus précoces que celles de contrées plus méridionales. Il est d'ailleurs loin d'être prouvé que les mois les plus chauds de l'année tels que juillet et août soient les plus propices pour une cure thermale ; les anciens médecins de Vichy étaient d'un avis contraire. D'après le Dr Rotureau qui fait autorité en pareille matière, les mois de juin et de septembre seraient préférables pour une cure thermale. On ne doit donc pas craindre de venir à Brides dès la fin de mai jusqu'à la fin de septembre.

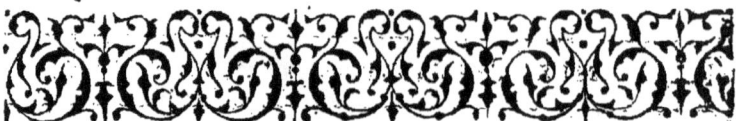

III

Es Eaux de Brides surgissent par une multitude de jets au travers d'un schiste quartzeux magnésien très dur sur la rive gauche du Doron ; elles se produiraient au contact des schistes houillers et du Keuper gypseux selon l'opinion d'un savant confrère de Lyon, le Dr Saint-Lager (1). Il est probable que le canal souterrain de la source minérale descend du plateau de Montagny à la droite du Doron, en passant sous le lit de celui-ci pour surgir sur la rive gauche, comme le prouve la composition géologique des roches qui surplombent la rive droite ; en effet, à l'endroit nommé Gorge des Pigeons, le roc est recouvert d'une couche blanche de sel qui est composé de sulfate de soude, de sulfate de chaux, de magnésie, de chlorure de sodium, de silicate de chaux et de fer, etc. En faveur de cette hypothèse, il est à remarquer que lorsque les Eaux du Doron sont grossies

---

(1) Voir ma Notice sur Salins. Paris, 1869, page 42.

2

par les pluies et que par conséquent la pression est
plus forte, l'Eau minérale paraît plus abondante ; il
existe d'ailleurs, sur la rive droite du torrent,
plusieurs sources thermales analogues à celles de la
rive gauche.

Les Eaux de Brides sont limpides comme le
cristal, et se conservent parfaitement pendant de
longues années, sans aucune altération, ce qui est
d'une grande importance pour leur exportation.
Exposées à l'air pendant quelque temps, comme dans
les piscines, elles se couvrent à la surface, de pellicules *irrisées* que M. Socquet a reconnu être formées
par du fer sous-carbonaté uni à du sous-carbonate
calcaire ; les tâches grisâtres que l'on remarque aux
parois du verre qui a servi à la boisson sont de la
même nature. Dans les réservoirs, dans les piscines,
dans les canaux et même sous les griffons de la
buvette, nos Eaux forment un dépôt ocracé rouge
brun, indice de la présence du fer.; on observe également dans les conduits qui sont découverts des
matières organiques, des *conferves* généralement
d'un beau vert; c'est dans ces matières organiques
que Fabien Calloud d'Annecy a démontré positivement l'existence de l'*iode* et du *brôme*. Légèrement
salée, d'une saveur un peu atramentaire, cette eau
minérale n'est pas désagréable à boire ; on s'y habitue
très vite et les enfants eux-mêmes la prennent sans

trop de difficulté; elle dégage, au sortir du griffon, une grande quantité de petites bulles de gaz acide carbonique. Mise en contact avec cette eau, la peau est rendue plus âpre pour le moment, mais bientôt elle devient onctueuse et acquiert une souplesse moelleuse qu'elle n'avait point auparavant. L'Eau de Brides n'offre pas une odeur bien prononcée, sauf dans les piscines et dans les cabinets de bain où l'on perçoit parfois une légère odeur se rapprochant un peu de celle de l'hydrogène sulfuré. La température des Eaux est de 35 centigrades ; leur densité, à la source, est de 1 1/4 Baumé. D'après un rapport de M. l'Ingénieur des Mines du département, le débit de la source de Brides est de 272 litres par minute, ce qui fait près de 400,000 litres par jour ; il est probable, qu'avec un meilleur captage des eaux, la quantité en serait plus considérable.

Plusieurs analyses de nos Eaux ont été faites; la première en 1824 par le Dr Socquet; la deuxième en 1857 par le professeur Abbene de Turin (1) ; deux autres plus récentes appartiennent l'une à l'Académie de médecine de Paris (1862) et l'autre à l'École des Mines de Paris (1875) ; je ne citerai que ces deux dernières quoiqu'elles ne diffèrent pas beaucoup des précédentes :

---

(1) Voir, pour ces analyses, mon livre intitulé : Les Eaux thermales purgatives de Brides-les-Bains. Paris, J.-B. Baillière, 1874.

Analyses de l'Eau de Brides (un litre).

Académie de médecine de Paris 1862		*Ecole des mines de Paris* 1875		
	Grammes	Résidu par litre . . .	5 gr.	7200
Sulfate de chaux.	2,350	Acide carbonique libre	0	0837
id. de soude.	1,031	Bi-carbonate de chaux	0	4380
id. de magnésie. . . .	0,700	Bi-carbonate de fer. .	0	0112
Chlorure de sodium. . .	1.222	Chlorure de magnésium	0	3071
Carbonate de chaux. . .	0,325	id. de sodium. . .	1	3601
Carbonate de protoxyde		id. de potassium .	0	0670
de fer.	0,016	id. de lithium. . .	traces	
Silice.	0,042	Sulfate de soude . . .	1	6113
Iode, arsenic, phosphates	traces	id. de chaux . . .	1	8200
		id. de magnésie. .	0	1941
		Matières organiques. .	0	0145
Total. . . .	5,686	Total. . . .	5 gr.	9070

Dans le rapport de M. Gobley (Académie de médecine) nous lisons que : *les matières organiques recueillies dans l'Eau de Brides renfermaient de l'iode et de fortes proportions d'arsenic en combinaison avec le fer.* Déjà en 1858 l'arsenic avait été découvert dans nos Eaux par M. Charles Calloud, de Chambéry, à l'état d'*arseniate de chaux et de fer* ; nous l'avons constaté nous-même en 1861, dans des recherches analytiques faites au laboratoire de l'Académie de médecine, sous la savante direction de M. le Dr Henry. Quant aux traces de *chlorure de lithium* mentionné dans l'analyse de l'Ecole des mines la présence de ce corps, comme je le disais, ailleurs (1) est plus que probable, à cause du voisinage des Eaux de Salins-Moûtiers qui en contiennent des quantités considérables. Parmi les gaz contenus dans nos Eaux, il n'y a que le gaz acide carbonique dont la présence ait été positivement constatée ; quant au gaz hydrogène sulfuré qui, selon Socquet, serait intimément combiné avec les Eaux, quoique en très petite quantité, son existence nous paraît douteuse jusqu'à nouvel informé ; aussi sollicitons-nous avec M. Poggiale membre de l'Académie de médecine (2), une nouvelle analyse sur les lieux, ne serait-ce que pour la détermination des substances gazeuses contenues dans nos Eaux.

(1) Les Eaux thermales purgatives de Brides-les-Bains 1874.

(2) Rapport général sur le service médical des Eaux minérales pour l'année 1876, page 113.

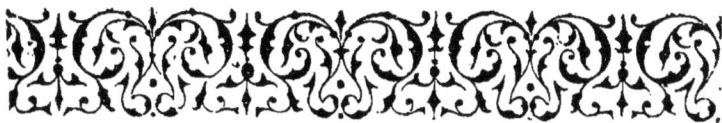

IV

UAND il s'agit d'établir les propriétés
thérapeutiques d'une eau minérale, on
jette tout d'abord un coup-d'œil sur la
nature chimique des principes qui la
minéralisent ; on peut ainsi, à *priori*, dire
que telle source convient dans telle ou telle
maladie. Cependant, malgré les progrès de la
science, il faut avouer avec Chaptal que la chimie
n'opère que sur le *cadavre* des Eaux. C'est donc
l'observation chimique, aidée des lumières toujours
plus vives de la physiologie, qui nous permet de sou-
lever une partie du voile mystérieux qui recouvre
les phénomènes intéressants de la nature vivante.

Une Eau minérale est un rémède très complexe ;
c'est un médicament *animé*, comme l'a dit très bien
un maitre en hydrologie, le Dr Pidoux (1) ; c'est,
pour ainsi dire, un arsenal de thérapeutique qui peut

---

(1) Mémoire sur l'expérimentation des Eaux minérales sur l'homme
sain, lu à la Société d'Hydrologie de Paris.

remplir plusieurs indications, et guérir les maladies
en apparence les plus opposées, selon le mode d'administration.

Les Eaux de Brides-les-Bains s'administrent en
boisson, bains, douches et *étuves;* c'est donc,
comme on le voit, une médication multiple qui
s'adresse aux appareils organiques les plus importants, et à laquelle résistent rarement les affections
chroniques où ces eaux sont indiquées.

Prises en boisson, le matin à jeun, en se prome-
nant, à la dose de 1 à 3 verres de 250 grammes chaque,
(méthode tonique) les Eaux de Brides sont *toniques*
et *apéritives ;* elles accroissent l'activité fonctionnelle
de l'estomac et des intestins et favorisent en général
le travail de la digestion ; à plus forte dose, de 4 à 8
verres et plus, elles deviennent *laxatives* et *purga-*
tives et produisent, dans la matinée, de nombreuses
évacuations alvines, sans douleur et sans aucune
fatigue, ce qui permet de continuer tous les jours et
pendant longtemps la *méthode purgative,* avantage
immense des Eaux de Brides sur d'autres Eaux
minérales purgatives peut-être plus actives, mais
trop irritantes pour en continuer l'emploi plusieurs
jours de suite comme les nôtres.

La méthode *purgative,* c'est-à-dire à *haute dose,*
est la méthode par *excellence* des Eaux de Brides ;
c'est la méthode naturelle qu'on a toujours employée

jusqu'à présent et qui est bien préférable à celle qui
consiste à ne pas dépasser la quantité d'*un litre* en
cinq verres et à y ajouter quelques grammes d'un
sel purgatif (sulfate de soude) pour rendre l'eau
purgative. N'est-il pas plus rationnel de boire le
nombre de verres nécessaires et qui varient avec
chaque personne, comme cela s'est toujours pratiqué
et avec succès, plutôt que d'absorber des sels purgatifs qu'on pourrait parfaitement prendre chez soi et
qui d'ailleurs ne remplissent pas du tout le même
but. Je suis heureux d'appuyer mon opinion sur celle
d'un éminent confrère de Paris, le D' Amédée Forget,
qui a fait plusieurs cures à Brides et qui s'exprime
ainsi dans une lettre publiée dans l'*Union médicale*
du 9 juin 1877 : « chez tous les malades, l'action
« purgative s'obtient au moyen de 4 à 8 verres ; il est
« assez rare qu'il soit nécessaire d'aller jusqu'à 10 et à
« 12 ; elle se manifeste en général de une demi-heure
« à deux heures après l'ingestion de l'eau ; elle ne
« donne lieu à aucune douleur intestinale, s'accom-
« plit naturellement et se limite à deux, trois, quatre
« selles liquides, séro-bileuses ; après quoi tout ren-
« tre dans l'ordre qu'aucun retour offensif ne vient
« troubler dans le courant de la journée. »

Après la boisson de quelques verrées d'eau thermale, il se déclare parfois chez quelques personnes
une légère *céphalalgie* frontale qui ne dure pas

longtemps et qui est due au gaz acide carbonique
contenu dans les eaux ; on pourra éviter ce commencement d'*ivresse minérale*, en ayant soin de laisser
refroidir l'eau avant de la boire. Outre l'action
purgative qui est la *dominante* de nos Eaux, elles
jouissent encore, à un haut dégré d'une action *diurétique*, d'autant plus développée, toutes choses égales
d'ailleurs, que l'effet purgatif est moindre ; l'urine est
incolore et sans dépôt ; la perspiration cutanée est
également plus active ; on sue plus vite et plus
abondamment.

L'appareil respiratoire ressent aussi l'influence
minérale, surtout s'il est le siège d'une affection
catarrhale ; l'expectoration se modifie heureusement
et devient plus facile. Parfois, la soif est plus vive,
mais cela n'est pas constant, et on observe souvent
une tendance manifeste au sommeil dans le courant
de la journée.

L'Eau de Brides administrée en boisson a une
action remarquable que je ne crains pas d'appeler,
élective, sur le *foie* et la *veine-porte* ; en effet, la
sécrétion *biliaire* est considérablement augmentée,
comme le prouve la nature des évacuations séro-
bilieuses, jaunâtres et souvent d'un noir verdâtre qui
rappellent celles produites par les Eaux de Carlsbad
avec lesquelles nos Eaux ont la plus grande analogie,

comme je l'ai établi autre part (1); elles sont comme le
régulateur de la *circulation veineuse abdominale*
par la production répétée des évacuations alvines, et
par l'augmentation de l'activité sécrétoire intestinale
entraînant une perte de matériaux liquides qui produit une véritable détente vasculaire abdominale ;
aussi ne faut-il pas s'étonner de leur efficacité réelle
dans les affections hépatiques ainsi que dans toutes
les hypérémies et les stases veineuses des organes
sous-diaphragmatiques (2).

Tout en produisant la purgation, les Eaux de
Brides n'affaiblissent pas comme les purgatifs ordinaires ; elles produisent, au contraire, un effet
tonique. En effet, l'appétit loin d'être diminué est
augmenté ; on digère mieux, l'assimilation est plus
parfaite, le globule sanguin se restaure, la partie
séreuse du sang est enrichie par l'eau minérale qui
agit comme une *lymphe minérale*, selon l'heureuse
expression de Gubler.

Les *bains* de Brides lubréfient la peau comme
une huile bienfaisante, et en activent les sécrétions,

---

(1) Les Eaux thermales purgatives de Brides, page 72.
(2) On sait d'ailleurs, d'après les expériences du savant physiologiste
Schiff que la sécrétion de la bile, à l'état normal, est sous la dépendance
exclusive du *système porte*. (Nouveau dictionnaire de médecine et de
chirurgie, tome V.)

tout en diminuant ou atténuant l'*irritabilité nerveuse*; leur action, quoique tonique, est plutôt
sédative ou *calmante*, et peut, dans certains cas,
corriger utilement l'action *stimulante* des bains de
Salins voisins (1).

Nous disposons à Brides d'un système de douches
très complet : douches descendantes, écossaises, en
cercle, périnéales, ascendantes, etc. Nous ne dirons
rien de spécial sur les douches ordinaires dont
l'action varie avec la température et la projection du
liquide, mais nous insisterons un peu plus sur la
douche ascendante qui, après la boisson, est un des
modes d'administration de nos Eaux les plus fré-
quents et les plus utiles.

La douche *ascendante* est *rectale* ou *vaginale*; la
première est un auxiliaire puissant de la boisson et
rend des services signalés dans les maladies du foie,
et dans toutes les congestions passives ou veineuses
qui ont leur siège dans la cavité abdominale; cette
irrigation minérale rafraîchit les entrailles en produisant d'abondantes exonérations, en détachant les
concrétions intestinales les plus rebelles, en tonifiant
le plan musculaire des intestins, en détruisant, en

(1) De l'emploi combiné des Eaux thermales de Brides et de Salins-
Moûtiers dans les affections utérines chroniques, par l'auteur. Paris 1880
page 12.

un mot, la *constipation*, syndrôme commun à plusieurs maladies et souvent rebelle à la thérapeutique ordinaire. La douche *ascendante rectale* opère une véritable *détente abdominale* dont les avantages n'existent pas seulement pour les intestins, mais s'étendent à tous les viscères voisins tels que le foie, la rate, l'utérus, l'important système de la veine porte, et même au système nerveux général, comme l'a prouvé, dans une communication récente à la Société d'hydrologie, mon honorable confrère, le Dr Caulet dont je suis heureux de partager l'opinion sur ce sujet.

La douche *ascendante vaginale* ou *injection*, tonifie les muqueuses des voies génitales, en corrige ou modifie les sécrétions anormales et en atténue ou dissipe les engorgements. Une heureuse disposition des appareils de l'Etablissement de Brides, permet de prendre des douches vaginales *sous-marines*, c'est-à-dire, dans le bain ; on peut se servir également des tubes-spéculum de Wickam. Nous avons également à Brides des bains de siège et des douches variées, en un mot, des salles d'hydrothérapie complète pour les deux sexes.

Les étuves sont *sèches* et *humides ;* c'est un puissant moyen de *sudation* que nous employons dans la cure de l'*obésité*, ainsi que dans les affections rhumatismales, et à *frigore ;* il ne faut user de ce remède énergique qu'avec circonspection, c'est-à-dire, sous la surveillance directe de son médecin.

Continué pendant quelques jours, l'usage de l'Eau thermale de Brides, donne lieu parfois à de certains phénomènes généraux qu'on a désignés sous le nom de *fièvre thermale*; tantôt, c'est de l'inappétence, de l'insomnie, un peu d'abattement, de l'embarras gastrique; tantôt c'est une éruption de petits boutons, connue vulgairement sous le nom de *poussée*; ce dernier phénomène néanmoins est rarement observé, d'abord, parce que nos eaux ne sont pas excitantes et ensuite parce qu'on n'y prend pas des bains de longue durée comme à Louësche. Quoiqu'il en soit, il ne faut pas s'effrayer de cet ensemble de symptômes qui sont plutôt d'un bon augure, et qui attestent simplement l'impressionnabilité ou la réaction de l'organisme vis-à-vis de l'eau minérale.

De ce qui précède, nous pouvons conclure que nos Eaux thermales de Brides sont des Eaux minérales *salines, sulfatées sodiques, calciques* et *magnésiennes*; elles sont en outre légèrement *ferrugineuses* et *arsénicales*; leur action sur l'organisme est *purgative* et *tonique*, comme je l'ai établi depuis longtemps (1). Je m'estime heureux d'ailleurs d'avoir vu cette dernière assertion confirmée par l'éminent

---

(1) Voir mes Brochures de 1862, 1863, 1874, 1880,

docteur Jules Lefort, membre de l'Académie de médecine, et qui, à propos de mon rapport officiel sur nos Eaux, disait dans le sien à l'Académie pour l'année 1874: « Ce qui caractérise singulièrement ces « Eaux, c'est l'union officinalement inimitable des « propriétés purgatives et toniques: cette double « action favorise les sécrétions et les circulations du « tube digestif et de ses annexes sans débiliter, « comme on le ferait avec des purgatifs salins répétés, « et au contraire en excitant la reconstitution par « l'appétit qu'on provoque, sans altérer le sang et la « nutrition comme avec les Eaux alcalines ou les « carbonatées sodiques (1). »

Les Eaux de Brides sont donc des Eaux *purgatives* et *toniques* tout à la fois. Ces deux propriétés qui paraissent opposées et qu'on ne trouve pas souvent réunies dans la même Eau minérale donnent évidemment à nos Eaux un cachet particulier qui les rapproche beaucoup de la reine des Eaux minérales allemandes, de Carlsbad. Dans plusieurs de mes écrits, j'ai émis l'opinion que Brides et Carlsbad étaient deux Eaux minérales *sœurs*; ces deux sources présentent en effet une très grande similitude d'action

---

(1) Rapport général à M. le Ministre de l'agriculture et du commerce, sur le service médical des Eaux minérales de France, pour l'année 1874, page 23, (Voir à la fin de cette brochure).

tant physiologique que thérapeutique, avec cette
différence que nos Eaux de Brides sont *douces* et
toniques, tandis que celles de Carlsbad sont *irritantes* et ont une action générale *altérante* et
dépressive (D\ :sup:`rs` Caulet et Le Bret) (1). Ce qu'il y a de
certain c'est que les Eaux de Brides donnent
d'excellents résultats dans les maladies habituellement tributaires de Carlsbad, telles que les maladies
du foie, la gravelle, les calculs biliaires, etc.

C'était d'ailleurs l'opinion du D\ :sup:`r` Petrequin qui
dans une de ses dernières publications, signalait
d'une *manière particulière* à l'attention des médecins
parmi les Eaux minérales françaises, *celles* de *Brides*
comme équivalentes aux Eaux Salines d'Egra et de
Carlsbad (2). Le D\ :sup:`r` H. Candellé exprime à peu près
le même avis dans son Manuel pratique de médecine
thermale (1879). D'ailleurs les baigneurs qui ont fait
des cures alternativement à Brides et à Carlsbad,
sont unanimes à reconnaitre l'identité d'action de ces
Eaux minérales. Je suis heureux de citer, entre
autres témoignages, celui de M. le Baron Korff qui
s'exprime ainsi à la fin d'un article écrit par lui dans
un journal russe (3) :

(1) Annales de la Société d'hydrologie, tome 16, et Manuel médical
des Eaux minérales. Le Bret.
(2) Nouveaux mélanges de Chirurgie et de médecine. Paris 1873.
(3) Le Golos n° 171 de l'année 1879.

« En résumé, je dirai que Brides égalant Carlsbad
« quant à ses propriétés médicales, le surpasse de
« beaucoup, comme pittoresque, repos et bon marché,
« tout en offrant une charmante station climatérique
« pour l'été, ce qui n'est pas du tout le cas pour
« Carlsbad. »

Il en est de même des Eaux minérales de Kissingen avec lesquelles nos Eaux ont aussi une grande
analogie d'action, quoique moindre qu'avec Carlsbad.
Les Eaux de Kissingen, froides, sont plus chlorurées
que les nôtres, mais en revanche celles de Brides
sont thermales et sont beaucoup moins *excitantes*
que celles de Kissingen qui ne conviennent pas aux
tempéraments sanguins, tandisque les nôtres sont
efficaces pour dissiper les congestions. L'avantage
reste donc encore à nos Eaux, qui possèdent une
action toni-purgative très douce et qui se produit
sans secousse et sans dépression.

Nos Eaux thermales de Brides ont aussi une
grande similitude d'action avec les Eaux purgatives
italiennes de Saint-Vincent dans la vallée d'Aoste, de
Montecatini en Toscane et de Recoaro en Vénétie ;
toutefois, nos Eaux jouissent d'une thermalité supérieure (35 c.) (1) et nous paraissent moins *excitantes*.

---

(1) En effet la température de Saint-Vincent n'est que de 14 à 15 c. et
celle de Montecatini ne dépasse pas 29 c. (Guida alle acque d'Italia de
Schivardi)

Quant aux Eaux minérales purgatives françaises, voici ce que dit Barrault dans son Parallèle des Eaux minérales de France et de l'Allemagne (1872). « Le « nombre des Eaux laxatives ou purgatives possédées « par notre pays est assez restreint pour que nous « n'omettions pas d'appeler l'attention sur l'action « assez spéciale que possède la source de Brides. » En effet l'eau minérale de Brides tient incontestablement le premier rang parmi les Eaux minérales purgatives de la France et laisse bien loin derrière elle sous ce rapport les Eaux minérales de Miers, de Montmirail, de Sermaize, de Chatelguyon, d'Aulus, etc, auxquelles elle est supérieure non moins par sa thermalité que par ses propriétés tout à la fois purgatives, toniques et non irritantes.

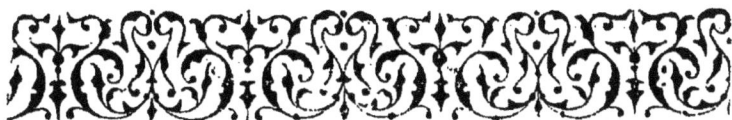

ous allons maintenant passer en revue les principales maladies qui sont traitées avec succès par les Eaux de Brides en commençant par les affections du tube digestif et de ses annexes sur lesquelles nos Eaux ont une action pour ainsi dire *spéciale ;* nous dirons ensuite un mot des contre-indications.

Dyspepsies gastro-intestinales

Sous ce nom générique que nous empruntons aux savantes leçons du professeur G. Sée, nous comprendrons une collection de phénomènes morbides, la plupart fonctionnels, de provenances très diverses, et ayant pour principaux caractères la lenteur et la difficulté de la digestion, un trouble, en un mot, des fonctions digestives. Parmi ces phénomènes, nous signalerons : surtout l'*état saburral* des premières voies, connu anciennement sous le nom de *pituite*, de *glaires* et caractérisé surtout par un catarrhe de l'estomac (gastrorrhée) avec expectoration d'un mucus transparent plus ou moins épais, et l'*embarras gastrobilieux*, si fréquent chez les personnes à habitudes sédentaires, chez les hommes de bureau.

Les Eaux de Brides douées d'une action *tonique* et *purgative* sont ici parfaitement indiquées, et en effet, elles réussissent très bien en pareille circonstance, par leur action favorable sur la muqueuse digestive dont elles modifient heureusement les sécrétions.

Quant aux *dyspepsies* proprement dites, nos eaux leur conviennent plus ou moins selon les origines et les causes de la maladie qui sont variées et multiples, comme on le sait. On peut dire qu'elles sont indiquées, en général, dans les *formes atoniques* et *catarrhales*, telles que dans la dyspepsie *atonique et flatulente* (Dr Dujardin-Baumetz), dans les *dyspepsies muqueuses* (prof. Germain Sée) ou *pituiteuses* (Gubler) et dans la *dyspepsie* que j'ai appelée *bilieuse* (1). Il en est de même du vertige *stomacal* qui appartient à la famille des dyspepsies, et qui est très heureusement modifié par l'usage de nos Eaux, dont l'action évacuante et reconstituante, régularise les fonctions gastro-intestinales, augmente l'appétit,

---

(1) Les Eaux thermales purgatives de Brides-les-Bains, Paris 1874, page 80.

active l'assimilation et imprime un mouvement
salutaire aux organes dont les souffrances amènent la
dyspepsie.

Gastro-entérites chroniques. — Diarrhée. —
Constipation. — Affections vermineuses.

Nos Eaux agissent avec une efficacité réelle dans
les phlegmasies chroniques gastro-intestinales; on
voit bientôt en effet, sous l'influence de l'eau minérale
qui agit ici d'une manière *substitutive*, cesser les
vomissements et la diarrhée, s'améliorer la digestion,
les couleurs et les forces succéder au teint anormal
et à l'amaigrissement du malade; on emploie de
même nos Eaux avec succès dans le catarrhe chronique
de l'intestin, lorsque il y a absence d'inflammation
ou de tonicité exagérée de l'organe, dans la diarrhée
herpétique et *arthritique* (Dr Guéneau de Mussy)
dans la diarrhée *lientérique*, dans la diarrhée
sudorale, dans la diarrhée *bilieuse*, et dans le
catarrhe *intestinal chronique* par *fluxion compen-*
satrice (prof. Jaccoud) qu'on observe par exemple chez
les hémorrhoïdaires dont le flux est diminué ou
supprimé, et chez les femmes qui souffrent de troubles
de la menstruation, comme dans la ménopause.

La *constipation* tient aussi à des causes variées.

Tantôt elle est due à la diminution des sécrétions intestinales, tantôt elle dépend de l'atonie musculaire des intestins ; elle n'est souvent qu'un symptôme de dyspepsie, de l'état hémorrhoïdaire, des affections congestives de l'utérus; dans ces différents cas, la constipation rencontrera un remède efficace et durable dans l'usage des Eaux de Brides en boisson et en douches ascendantes; leur action, *toni-purgative* explique suffisamment leur réussite dans ce genre d'affections parfois si rebelles.

Dès leur découverte, on a remarqué l'action favorable des Eaux dans les affections *vermineuses;* c'est surtout contre les *oxyures* vermiculaires des enfants qu'elles ont une efficacité réelle ; elles décèlent parfois aussi la présence des vers *rubannés* tels que le tœnia, le botriocéphale, dont elles détachent les premiers anneaux, et dont elles facilitent l'expulsion totale.

Maladies du foie

C'est ici le grand triomphe des Eaux de Brides : en effet depuis la simple *jaunisse* jusqu'aux engorgements du foie les plus invétérés, on peut dire, sans exagération, qu'elles jouissent d'une action *élective* dans les affections hépatiques et rivalisent avantageusement avec Vichy et Carlsbad.

Beaucoup moins irritantes que Carlsbad, nos Eaux de Brides sont indiquées dans tous les cas ou l'atonie sécrétoire de l'appareil biliaire demande a être réveillée d'une manière particulière par une action purgative.

Les Eaux salines de Brides possèdent à un haut degré cette action *purgative* jointe à une action *reconstituante*, heureux assemblage thérapeutique, qui les rend supérieures, dans bien des cas, aux Eaux de Vichy qui ne purgent pas et qui étant *alcalines*, sont déplastisantes et produisent souvent une dépression nuisible à l'organisme. Ainsi nos Eaux de Brides salines et toniques leur sont certainement préférables dans toutes les maladies du foie accompagnées d'*anémie*, d'affaiblissement organique, de cachéxie paludéenne, ou compliquées de maladies du cœur ; elles sont indiquées dans toutes les affections hépatiques qui sont causées ou entretenues par un défaut de sécrétion de la bile, par le ralentissement de son cours, par la rétention et la stase biliaire, par l'obstruction des canaux hépatiques, comme dans les engorgements anciens, les *hépatites chroniques*, les *gâteaux hépatiques*, *l'indian-liver* des anglais, affections que les Européens rapportent souvent des pays chauds et qui sont généralement marquées au coin d'une profonde anémie ; c'est dans ces conditions que nos Eaux salines toni-purgatives doivent être préférées aux Eaux alcalines de Vichy qui sont parfois très mal supportées même à petite dose et affaiblissent souvent les malades, tandis que les nôtres sont alors très bien tolérées, même à haute dose, et réussissent admirablement en dégorgeant les voies biliaires, en même temps qu'elles reconstituent l'économie.

Les indications de nos Eaux sont les mêmes dans la *lithiase* et la *gravelle biliaires* ainsi que dans les *coliques hépatiques*. Les Eaux de Brides, pas plus que d'autres eaux minérales n'ont le pouvoir de dissoudre les concrétions biliaires formées principalement de *cholestérine*, mais, par leur action purgative, elles favorisent et facilitent l'élimination de ces concrétions et des poussières qui les engendrent, régularisent les fonctions du foie et de l'intestin, rendent l'assimilation plus parfaite, et en modifiant avantageusement l'état fonctionnel des organes, peuvent jusqu'à un certain point prévenir la formation de nouvelles productions pathologiques. Nous avons observé, dans notre clientèle, plusieurs cas de guérison de coliques hépatiques, même chez les enfants.

Plethore veineuse abdominale, état hémorrhoïdaire.

Le plethore abdominale ou *vénosité* de *Braünn,*

que l'on désignait autrefois sous le nom d'*obstructions*, résulte surtout d'un défaut d'équilibre entre
les systèmes nerveux, sanguin et lymphatique du
bas-ventre. Cette irrégularité d'action produit d'abord
de la lenteur dans la digestion, un ralentissement de
la circulation abdominale avec prédominance de
l'*appareil veineux*, des engorgements dans les
viscères avec altération de leurs sécrétions respectives.
On sait, d'ailleurs, par les récentes recherches phy-
siologiques, de Ludwig, Thiry et Cyon que la
circulation abdominale constitue à la fois une sorte
de réservoir et de régulateur pour la circulation
générale (1) ; il importe donc hautement de maintenir
un équilibre parfait entre la circulation artérielle et
le système important de la veine-porte : c'est cette
indication que remplissent parfaitement nos Eaux
purgatives en facilitant la circulation veineuse par la
régularité des évacuations alvines qui maintient dans
un état continuel de vacuité les anses intestinales, par
l'augmentation de la contractilité musculaire de
l'intestin, par le réveil de l'activité secrétoire entraînant une perte de matériaux liquides empruntés au
système capillaire. Alors la masse sanguine diminue
dans les réseaux veineux où elle demeurait accumulée

---

(1) Nouveau Dictionnaire de médecine et de chirurgie pratiques,
volume XXIX, page 136.

sans profit pour l'organisme, et le *système-porte* ainsi allégé restitue ce qu'il avait détourné de la circulation générale.

L'état *hémorrhoïdaire*, les *hémorrhoïdes* sont pour ainsi dire, le cortège obligé de cette plethore veineuse qui s'accompagne souvent de congestions viscérales graves (hémorrhoïdes viscérales des Allemand). Sous l'influence évacuante des Eaux, les capillaires engorgés se désemplissent, la pression vasculaire diminue, il s'opère une véritable détente abdominale, et le mouvement congestif se dissipe pour faire place à un grand soulagement produit par la résolution d'anciennes stases veineuses et par la régularisation des fonctions digestives.

Obésité.

L'obésité, ou polysarcie est, comme on sait une surcharge graisseuse générale, une hypertrophie du tissu cellulo-adipeux de tout le corps; ce n'est pas à proprement parler, une maladie, mais plutôt une imminence morbide, une infirmité qu'il importe de surveiller et de combattre. D'après Beddoes, l'obésité ne dépendrait que d'un manque d'oxygène; on peut dire qu'elle résulte généralement d'un défaut de circulation ou d'oxydation; elle ressort ainsi de la plethore veineuse abdominale.

Or les Eaux toni-purgatives de Brides activent admirablement les phénomènes de la nutrition ainsi que les échanges organiques; ce sont les eaux françaises qui se rapprochent le plus de celles de Marienbad pour les cures de réduction. Nous avons sur les Eaux allemandes l'avantage de pouvoir utiliser en même temps les Eaux voisines chlorurées sodiques de Salins-Moûtiers, surtout quand il y a prédominance de *lymphatisme;* néanmoins, malgré l'efficacité de nos Eaux dans cette affection, c'est ici le cas d'affirmer qu'on a eu tort de vouloir faire *une spécialité* du traitement de l'obésité par les Eaux de Brides qui ont heureusement un champ d'action beaucoup plus vaste: aussi dirai-je volontiers avec mon honorable confrère le Dr Desprez, que c'est là une souveraine injustice, et que l'obésité n'est qu'une des nombreuses affections traitées avec succès dans notre hydropole, mais rien de plus.

Diabètes albumineux et sucré.

La *glycosurie* et l'*albuminurie* sont deux affections souvent parallèles qui dénotent un trouble intime et profond de la nutrition. Le professeur Gubler conseille dans l'un et l'autre diabètes: l'abstention des aliments formés de la substance en excès, la modération dans l'alimentation, l'exercice muscu-

laire, la vie en plein air et toutes les conditions
hygiéniques favorables à la combustion respiratoire
ainsi qu'à la restauration organique : enfin l'usage de
certains médicaments hématiniques et eutrophiques,
tels que le fer et le manganèse, parfois l'arsenic ou
d'autres substances capables de modifier la crase
sanguine et la nutrition (1). Parmi ces derniers agents
curatifs, nous comptons les Eaux minérales de Brides,
véritables *lymphes minérales* bien propres à
restaurer la composition intime du sang, en restituant au sérum et aux globules les éléments qui
leur font défaut. La médication par les eaux alcalines
a été vantée à juste titre dans ces maladies ; cependant
les Eaux de Brides leur seront préférables, lorsqu'il
y aura de l'anémie avec altération nutritive et état
cachectique, car il faut alors employer des eaux
minérales reconstituantes, et c'est à ce titre que les
Eaux de Brides, à l'instar de celles de Carlsbad sont
indiquées. Nous avons, de plus, à Brides, la ressource
incomparable de l'adjonction du traitement parallèle
par les Eaux voisines de Salins dont on connait les
propriétés fortifiantes, et éminemment toniques.

_____

(1) Du traitement hydriatique des maladies chroniques, par Gubler,
page 37.

Maladies de l'appareil cérébro-spinal. —
Congestions — état apoplectique — paralysies.

Les Eaux minérales purgatives ont toujours été
préconisées dans les affections congestives du cerveau
et de la moëlle, elles agissent comme *dérivatives* et
comme *hyposthénisantes*. En effet au bout de
quelques jours de traitement, la purgation quoti-
dienne et sans irritation qu'amènent les Eaux de
Brides, fait bientôt disparaitre la constipation, le
vertige, les éblouissements, l'embarras de la langue,
le fourmillement et l'engourdissement des membres
et les autres symptômes de la congestion. Non-seulement nos Eaux combattent efficacement la congestion,
mais elles diminuent encore considérablement la
tendance congestive, par la déplétion vasculaire,
qu'elles opèrent et peuvent ainsi être très utiles comme
préventives de nouveaux accidents. Il est inutile
d'ajouter que nos Eaux agissent avec la même
efficacité dans les affections *oculaires à base veineuse*
dans les congestions *passives* de l'appareil de la
vision, surtout si ces maladies sont liées à la pléthore
abdominale ou à l'état hémorrhoïdaire.

Il en est de même dans l'*état apoplectique* ou
plutôt dans les *suites* de l'apoplexie. Nos Eaux par

les évacuations répétées qu'elles procurent, diminuent la masse du sang ainsi que la tension vasculaire,
et en déplaçant vers le rectum le mouvement fluxion-
naire au profit du cerveau, agissent favorablement
dans la période de résorption et de réparation de
l'apoplexie.

Nous traitons de même avec succès les *paralysies*
consécutives aux hémorrhagies cérébrales et spinales,
et lorsque tout processus irritatif a disparu, les Eaux
voisines de Salins nous prêtent souvent leur puissant
concours. Nos Eaux sont également efficaces dans les
paralysies réflexes, rhumatismales etc.

Maladies nerveuses. — Névroses. — Hypochondrie.
Migraine. — Insomnie. — Surdité.

La bile et le sang jouent un grand rôle dans la
production de certaines maladies nerveuses. L'*hypochondrie* était attribuée à la *bile noire* selon les
anciens, et ils en plaçaient le siège dans les viscères
abdominaux; ce qu'il y a de certain, c'est que cette
affection plus fréquente qu'on ne le croit, s'observe
surtout chez les personnes d'un tempérament bilieux,
et s'accompagnent souvent de désordres dans les
fonctions digestives tels que la constipation, l'état
bilieux, hémorrhoïdaire, etc. De même la *migraine*

est souvent symptomatique de mauvaises digestions, d'altération des fonctions du foie, des hémorrhoïdes, de la constipation, de la goutte, etc. On comprendra facilement l'efficacité de nos Eaux purgatives dans ces indispositions, car après quelques jours de leur usage, on voit s'opérer de fortes évacuations bilieuses qui sont comme une espèce de mouvement critique qui emporte la maladie.

Il en est de même de l'*insomnie* qui est très souvent le fruit de la dyspepsie et de digestions laborieuses, surtout chez les personnes qui ont dépassé l'âge mur; on l'observe aussi fréquemment, dit le Dr Noël Guéneau de Mussy, à la ménopause, ou par le fait de la suppression d'une hémorrhagie habituelle (1); dans ces cas là on se trouvera bien de l'emploi de nos Eaux qui ramèneront le calme et le sommeil en agissant efficacement sur les causes premières du mal. Nos Eaux agissent également avec avantage contre la *surdité*, lorsqu'elle est le résultat d'un état congestif, d'un état catarrhat local, ou lorsqu'elle est sous la dépendance d'un trouble des fonctions digestives ou de la suppression d'un émonctoire naturel.

Beaucoup de *névroses* sont le fait de l'appauvris-

(1) Clinique médicale, par le Dr Noël Guéneau de Mussy, Paris 1874 tome 1er, page 70.

sement du sang, de l'anémie en un mot : *Sanguis moderator nervorum.*

Les Eaux de Brides prises à dose *tonique*, rendent au sang sa plasticité et sa vigueur, en améliorant le fonctionnement digestif et en activant la nutrition. Un traitement parallèle par les Eaux pélasgiennes de Salins-Moûtiers, contribue beaucoup au succès de la médication dans ces affections.

Affections utérines.

Les maladies *chroniques* de l'utérus constituent une partie notable de la clientèle de nos Eaux thermales de Brides et de Salins ; on pourra s'en rendre compte en lisant la brochure spéciale publiée par moi l'année dernière sur ce sujet (1) ; en voici le résumé sommaire. Nos Eaux sont indiquées : 1° dans les troubles de la menstruation tels que la *chlorose*, l'*aménorrhée*, la *dysménorrhée*, la *leucorrhée* et les accidents de la ménopause ; 2° *dans les engorgements passifs de l'utérus, dans la métrite chronique* ; 3° *dans les phlegmasies chroniques du tissu cellulaire pelvien, du péritoine, des ovaires.*

---

(1) De l'emploi combiné des Eaux thermales de Brides et de Salins-Moûtiers dans les affections utérines chroniques. Paris J.-B. Baillière et fils, 1880.

*dans les exsudations plastiques péri-utérines,
dans la phlegmasia alba dolens que j'appelerai
chronique, dans la paraplégie utérine*, et les
déplacements de la matrice ; 4° dans les *fibrômes*
ou *myômes utérins* (cette affection grave ressort
surtout des Eaux de Salins) ; 5° dans la *stérilité*. On
emploie dans ces maladies, tantôt les Eaux de
Brides, tantôt celles de Salins, selon l'indication, et
le plus souvent les deux Eaux combinées ensemble.
Les premières agissent comme *déplétives* et *révulsives ;* comme *déplétives,* elles combattent la constipation, les maux de rein et du bas-ventre, et
régularisent au profit de la circulation utérine, la
circulation générale, en imprimant une activité
fonctionnelle plus grande au système important de la
veine-porte ; elles sont *révulsives* par l'abondance
des sécrétions séreuses intestinales ainsi que par leur
action *diurétique ;* elles déterminent ainsi du côté de
l'intestin et de la vessie une révulsion éminemment
favorable au dégorgement de système utérin et à la
résolution de l'organe malade.

Quant aux Eaux chlorurées sodiques fortes de
Salins-Moûtiers qui, comme nous le verrons plus
loin, sont des Eaux minérales *toniques* et *reconstituantes* au plus haut degré, elles ont une puissante
action *résolutive* et *altérante* qui s'exerce soit sur
l'organe malade, soit sur l'état constitutionnel ou

dyscrasique général. On comprendra facilement qu'en menant de front cette double médication que l'on variera selon les cas particuliers, on arrive à obtenir des résultats thérapeutiques remarquables dont nous possédons de nombreux exemples.

Maladies des voies urinaires.

Nous avons vu que les Eaux de Brides augmentent considérablement la sécrétion urinaire; cette excitation physiologique est un puissant moyen de guérison dans plusieurs maladies de l'appareil uro-poïétique. Sans vouloir prétendre remplacer par nos Eaux les Eaux alcalines (Vals, Vichy, Evian, Contrexeville, Capvern, etc.) généralement conseillées dans ces maladies, et que l'on peut d'ailleurs boire en même temps que l'on fait le traitement de Brides, je dirai que nos Eaux sont très utiles dans les embarras muqueux des voies urinaires, dans le catarrhe vésical chronique, dans la *néphrite* chronique, dans la *cystite* chronique, dans l'engorgement de la *prostate*, affections rebelles et fréquentes chez les vieillards. L'usage de nos Eaux est également très favorable pour laver l'appareil rénal, pour entraîner les sables et les graviers qui y prennent naissance et pour faciliter l'expulsion de la gravelle et des calculs.

4

Maladies de la peau.

« Les maladies cutanée, disent MM. Petrequin et
« Socquet sont en général celles qui cèdent le mieux
« à l'administration des Eaux de Brides ; on dirait
« même que cette source minérale est un spécifique
« prodigieux contre ce genre d'affection (1). »

Sans admettre complètement cette action *spécifi-*
que, nous voyons, chaque année, s'opérer à Brides
des guérisons de maladies de la peau ; ce sont surtout
les dartres à *forme sèche* telles que le *pityriasis*,
le *psoriasis*, *l'acné*, le *prurigo*, les *érythèmes*
chroniques, les *feux* à la figure, la *couperose*, etc.
qui sont heureusement modifiées par l'usage interne
et externe de nos Eaux. Que ces dermatoses soient
l'expression de l'*herpétisme* (professeur Hardy), ou
de l'*arthritisme* (Drs Bazin et Guéneau de Mussy), de
la *scrofule* ou de la *syphilis*, nos Eaux agissent sur
elles comme *purgatives* et *dépuratives* ; on comprendra aisément leur salutaire influence sur les affections
de la peau si l'on réfléchit à la corrélation intime de
celle-ci avec la muqueuse digestive ; d'un autre côté,
les bains en débarrassant l'enveloppe cutanée de ses

(1) Traité général pratique des Eaux minérales, page 367.

produits pathologiques (croutes, *squammes*, boutons,
pellicules, rougeurs) lui rendent sa souplesse pri-
mitive, facilitent ses sécrétions et favorisent l'absorp-
tion des principes minéralisateurs destinés à modifier
et à renouveller les échanges moléculaires.

Plusieurs affections internes sont compliquées de
répercussion *exanthématique* ou *dartreuse;* en
s'adressant à la cause première, l'eau minérale
amènera souvent la guérison. C'est ainsi qu'on
conseillera nos Eaux avec avantage, aux femmes qui,
à l'époque de la ménopause ou de l'âge de retour,
ont souvent des affections cutanées; on les prescrira
avec non moins de succès chez les personnes affectées
de dyscrasie veineuse abdominale, d'arthritisme, de
plethore du système de la veine-porte, et chez
lesquelles on voit survenir quelquefois des phénomènes morbides symptomatiques de ces dispositions
pathologiques, telles que des *plaies*, des *varices*, des
ulcères aux extrémités inférieures, affections généralement rebelles à un traitement purement local et qui
guérissent souvent sous l'influence des Eaux de
Brides qui font disparaitre la cause génératrice.

Maladies de l'appareil locomoteur. —
Rhumatisme. — Goutte.

Presque toutes les Eaux thermales réussissent,

dit-on, dans les affections rhumatismales, ce qui prouve que l'élément *chaleur* contribue principalement à la guérison. D'après Hufeland, il y a deux indications principales à remplir pour combattre le rhumatisme : rétablir d'abord les fonctions de la peau, les *crises cutanées*, et ensuite à leur défaut, les remplacer par une évacuation séreuse artificielle (1) or les Eaux de Brides qui s'administrent aussi bien en boisson qu'en bains, douches et étuves, répondent parfaitement à cette double indication, et nous pourrions citer plusieurs observations de guérison d'affections rhumatismales chroniques. Il en est de même de la *goutte* chronique. D'après Garrod, la présence constante de l'acide *urique* en excès dans le sang constituerait le caractère fondamental de cette affection qu'on a appelée *maladie de richesse ;* ce qu'il y a de certain c'est que cet excès d'acide urique accuse un trouble nutritif et probablement une combustion incomplète des éléments protéiques dont il est le produit ; d'autre part, la goutte est souvent liée intimément à la plethore abdominale, à l'obésité, à une dyscrasie veineuse, et s'accompagne souvent de dyspepsie, de constipation, d'engorgement du foie

---

(1) Manuel de médecine pratique, par Hufeland. page 174.

(Drs Laveran et Tessier) (1) et d'autres troubles nutritifs.

C'est dans ces conditions que nos Eaux de Brides sont d'une grande efficacité, surtout préventive, dans la *goutte chronique,* en dehors des accès ; en effet, en dissipant les stases veineuses de la veine-porte, elles régularisent la circulation abdominale, activent l'assimilation, facilitent l'oxydation des matériaux destinés à la nutrition, augmentent la sécrétion urinaire et l'élimination de l'acide urique, et peuvent ainsi, jusqu'à un certain point, empêcher, retarder ou au moins atténuer beaucoup les crises goutteuses.

Maladies des organes respiratoires et du Cœur.

Les Eaux *sulfatées calciques* exercent une influence des plus favorables sur la muqueuse des voies respiratoires (Petrequin et Socquet) (2), c'est à ce titre non moins qu'à leur action purgative que nos Eaux de Brides doivent leur efficacité dans les affections des organes de la respiration ; elles facilitent en effet l'expectoration et diminuent considérablement

(1) Nouveaux éléments de pathologie et de clinique médicale tome 1er, page 245.

(2) Loco citato, page 354 et 355.

la dyspnée. Ce sont surtout les *catarrhes chroniques*
des *bronches*, la *bronchorrée chronique* qui sont
promptement améliorés et souvent guéris par les
Eaux de Brides. On se trouvera également bien de
leur emploi dans la *dyspnée*, l'*oppression* symptomatiques d'un catarrhe pulmonaire, surtout s'il y a
concomitance de plethore abdominale, dans la
dyspnée cardiaque, dans l'*asthme*, l'*emphysème*,
dépendant d'une maladie générale et alternant
avec les dartres, la goutte, la gravelle, les hémorrhoïdes, etc., affections diverses qui peuvent se remplacer mutuellement et qui selon Trousseau ne sont
que des expressions différentes d'une même diathèse,
de la diathèse *arthritique* selon le Dr Noël Guéneau
de Mussy (1). On emploie généralement ici là méthode
purgative.

Relativement aux maladies du *cœur*, nous dirons
tout d'abord que nos eaux sont contre-indiquées,
dans les maladies organiques très avancées, dans le
cachexie cardiaque en un mot. Au contraire elles
pourront être très utiles dans les cas suivant : dans
les congestions viscérales dépendant de la viciation,
de la circulation du cœur, tels que les engorgements
du poumon et du foie, dans les cas d'hypertrophie et

---

(1) Clinique médicale de Trousseau, tome 1er page 535. — Clinique
médicale de Guéneau de Mussy, tome 1er page 325.

de dilatation cardiaques liées à des affections respiratoires et hépatiques, et toutes les fois qu'une spolia-
tion séreuse est indiquée ; on voit souvent alors
diminuer et même disparaître pour quelque temps
les symptômes pénibles d'origine cardiaque, tels que
la dyspnée, le vertige, l'injection bleuâtre de la face,
l'œdème des extrémités, etc.

Nos Eaux de Brides toni-purgatives sont surtout
très efficaces dans les *palpitations* et les *dilatations
cardiaques* que le professeur Potain attribue avec
juste raison à la *dyspepsie simple* ou à une *affection
du foie et de l'estomac* (1) ; j'en ai observé plusieurs
cas avec une amélioration remarquable. Il en est de
même dans les affections du cœur du côté droit dont
le Dr Teissier fils, place la cause dans une irritation
intestinale, et qui sont caractérisées par un dédou-
blement du deuxième bruit du cœur, un soufle
d'insuffisance tricuspide avec dilatation du cœur et
pouls veineux (2).

Dans les *palpitations* de cœur qui tiennent à un
état nerveux et anémique, comme dans la chlorose,
on pourra aussi prendre les Eaux à dose tonique avec
avantage, et souvent combinées avec celles de Salins.

Quoiqu'il en soit, il est bon d'agir avec prudence

(1) Archives médicales belges, juillet 1879.
(2) Congrés de Montpellier 1879,

dans ces affections, et le traitement thermal devra
être dirigé et surveillé par l'homme de l'art.

Fièvres intermittentes. — Hypertrophie de la Rate.

Les Eaux sulfatées calciques. sodiques et magnésiennes de Brides jouissent de la remarquable
propriété de guérir les fièvres intermittentes rebelles,
ainsi que les engorgements et les hypertrophies de la
rate qui accompagnent souvent ou suivent la cachexie
paludéenne ; elles sont aussi très efficaces contre
l'*anémie* qui résulte des attaques répétées d'*hépatites*
et de *splénites* qui se manifestent si souvent dans les
pays chauds, dans nos colonies, en Afrique, en
Cochinchine par exemple, d'où nos soldats reviennent
souvent avec un teint plombé, des engorgements
considérables des viscères abdominaux, une hydro-
pisie commençante, et une profonde détérioration de
l'organisme.

Cette propriété anti-palustre de nos Eaux tient-elle
à la présence du sulfate de chaux comme le prétend
le Dr Clark (1) et comme inclinent à le croire Pétre-
quin et Socquet (2) ou bien dépend-elle de leur action
purgative, ou de certains principes qu'elles contien-

---

(1) Times and Gazette 11 juin 1869.
(2) Traité cité, page 369.

nent comme le fer, le chlorure de sodium, l'arsenic dont l'efficacité anti-fiévreuse est reconnue ; ou bien encore est-ce l'air tonique et vivifiant de nos montagnes qui concourt à cet heureux résultat ?

Quoiqu'il en soit, c'est un fait certain, acquis à la science et que j'ai plusieurs fois constaté, depuis vingt ans, que les Eaux de Brides à l'égal de celles d'Encausse et de Campagne, guérissent les fièvres périodiques anciennes qui ont résisté aux traitements ordinaires, ainsi que les engorgements sphéniques ou hépatiques qui les accompagnent souvent; elles restaurent de plus l'organisme, en effaçant les altérations constitutionnelles engendrées à la longue par le miasme des marais.

Contre-indications.

Outre les contre-indications particulières dont nous avons parlé plus haut, nos Eaux de Brides sont proscrites généralement dans toutes les maladies accompagnées d'un état fébrile, dans les affections aiguës des voies digestives, respiratoires, vésicales et utérines, dans l'épilepsie essentielle, dans la phtisie pulmonaire, dans les hydropisies actives, dans les altérations organiques profondes du cœur et des gros vaisseaux, dans les cachexies et les dégénérescences très avancées.

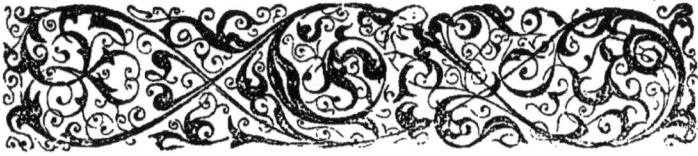

EAUX THERMALES DE SALINS-MOUTIERS

I

ES Eaux thermales de Salins-Moûtiers sont des eaux minérales *salées* connues depuis l'antiquité la plus reculée.

D'après Polybe, Roche, auteur estimé de Notices historiques sur les Centrons, ainsi que le Dr Socquet, dans son *Essai analytique sur les Eaux de Brides*, émettent l'avis que ce fut Salins qu'Annibal fut obligé d'assiéger et de prendre afin de pouvoir continuer sa marche vers les Alpes grecques, l'an de Rome 534, c'est-à-dire 218 ans avant l'ère chrétienne.

On lit, d'autre part, dans l'histoire romaine, que plusieurs années avant la conquête entière des Gaules par Auguste et son lieutenant Terentius, deux généraux romains, Veterus et Messala Corvinus, ne purent soumettre les Centrons (anciens habitants de la Tarentaise), ni les Salasses (anciens habitants de la vallée d'Aoste), qu'en les privant du *sel*, qu'ils tiraient de la basse Tarentaise, c'est-à-dire de Salins.

D'un autre côté, l'existence d'une voie romaine qui partait de Vienne, en Dauphiné, pour aboutir aux Alpes grecques (Petit-Saint-Bernard), et dont il reste encore quelques traces, les découvertes anciennes et modernes de vases romains, de médailles et de monnaies commémoratives des principales époques de la république et de l'empire de Rome, les inscriptions romaines que l'on voyait encore à Salins il y a trois siècles, selon Aymar du Rivail, ainsi que la position topographique de Salins, au débouché de trois grandes vallées, sont des preuves suffisantes de l'ancienne existence et de l'importance de Salins.

Plus tard, en 939, les Sarrazins occupent notre pays et bâtissent ou plutôt reconstruisent, au-dessus de Salins, le château de Melphe, dont le nom arabe, qui veut dire *eau salée*, s'est perpétué jusqu'à nos jours (1).

A partir du milieu du xiᵉ siècle, la Tarentaise passe sous la domination de la maison de Savoie, dont plusieurs princes ont habité la ville et le château de Salins, et y ont établi leurs tribunaux et leur juridiction. Il est très probable qu'à cette époque

---

(1) D'après MM. Garin et Million, le château de Melphe daterait du ivᵉ siècle (Mémoire de l'Académie de La Val d'Isère).

existaient déjà les salines de Salins, qui ne furent transférées à Moûtiers qu'en 1559, sous le règne du duc Emmanuel-Philibert.

Exploitées tantôt par le gouvernement, tantôt par des compagnies particulières, les salines de Moûtiers ont fonctionné jusqu'en 1866, et c'est un décret du gouvernement impérial, en date du 10 août 1868, qui a concédé à la ville de Moûtiers la *saline*, y *compris* la *source* qui l'*alimente*, pour *être convertie* en *établissement thermal*.

Dès l'année 1874, les Eaux de Salins et de Brides sont devenues la propriété de la *Société générale de la Tarentaise*, qui les a exploitées jusqu'à la fin de l'année 1880, époque à laquelle elles ont passé heureusement, par voie d'adjudication, dans les mains de Madame Marie Blanc de Monaco. Nous avons le ferme espoir ou plutôt la certitude que désormais une nouvelle ère de prospérité va s'ouvrir pour nos Eaux, sous la puissante et intelligente direction actuelle qui ne reculera devant aucun sacrifice pour mettre nos Etablissements thermaux à la hauteur des stations minérales françaises et étrangères les plus en renom.

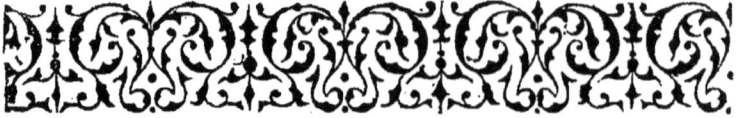

II

ALINS, qui fut autrefois une cité importante sous les noms de *Salinæ*, *Salinum* et peut-être de *Darentasia*, n'est maintenant qu'un modeste village contenant quelques habitations particulières, ainsi que deux ou trois hôtels pour les baigneurs ; il n'est distant que de 1,500 mètres de la ville de Moûtiers, chef-lieu d'arrondissement et siège de l'évêché de Tarentaise, le plus ancien de la Savoie.

On y arrive par le chemin de fer P.-L.-M. que l'on quitte à la station d'*Albertville*, d'où des omnibus, des diligences et des voitures particulières conduisent rapidement les voyageurs à destination, par une grande route nationale qui remonte l'Isère jusqu'à Moûtiers à travers les paysages les plus variés et les plus pittoresques. Une belle route départementale relie Moûtiers à Salins et se prolonge ensuite dans la vallée de Brides-les-Bains, mettant ainsi en communication directe les deux établissements thermaux

dont les Eaux, loin de se nuire, sont, au contraire,
bien faites pour s'entr'aider et se compléter mutuellement, et qu'il semble que la Providence ait voulu
rapprocher l'une de l'autre, à 4 kilomètres de
distance, dans le but de faire converger leurs effets
salutaires pour le bénéfice de l'humanité.

L'altitude de Salins, au-dessus du niveau de la mer,
est de 492 mètres, mesure prise au niveau de l'église ;
sa position géographique est à peu près la même que
celle de Moûtiers, c'est-à-dire de 45° 29-3 de latitude,
et de 4° 11-34 de longitude. La température moyenne,
pendant l'été, est de 20 à 25 degrés centigrades ; le
pays est très sain, et les épidémies y sont inconnues.

On ne sait rien de certain, disais-je dans ma
Notice historique et médicale sur les Eaux de Salins (1)
sur l'utilisation thérapeutique de ces Eaux dans les
temps anciens, et on peut s'étonner à bon droit que
l'on n'ait pas encore trouvé à Salins quelques vestiges
de monuments balnéaires que les Romains aimaient
à construire dans toutes les stations minérales
importantes ; ce qu'il faut attribuer, croyons-nous,
aux cataclysmes et aux éboulements nombreux et
considérables qui ont dévasté Salins anciennement,
exhaussé le lit du torrent Doron, et enseveli les

---

(1) Notice historique, physico-chimique et médicale sur les Eaux
thermales chlorurées de Salins (Savoie). Paris, J.-B. Baillière et fils, 1869.

sources thermales à huit mètres au-dessous du sol actuel.

Il faut arriver à l'année 1839 qui a vu commencer un petit établissement thermal fondé par des particuliers, et qui ne fut achevé qu'en 1841 (1). Cet établissement primitif, qui ne contenait qu'une dizaine de cabinets de bains, a été considérablement augmenté depuis et il va recevoir cette année même de nombreuses améliorations; il se composera de vingt-trois cabinets de bains, de deux cabinets de douches, et de sept piscines, servant de *bains de famille*; il y a, en plus, une petite buvette pour la boisson de l'Eau minérale: tout cela au rez-terre; l'étage supérieur reste consacré aux salles d'attente et de service. Malgré ces améliorations importantes exécutées dans un bref délai, le nombre toujours croissant des baigneurs démontre l'insuffisance de cet établissement, ainsi que l'urgence d'entreprendre de nouvelles constructions balnéaires. Nous avons lieu de croire que la nouvelle administration, soucieuse de ses véritables intérêts et du bien du pays, mettra, au plus tôt, la main à l'œuvre pour la construction de nouveaux thermes dont l'organisation et l'installation répondront, nous l'espérons et le désirons vivement,

---

(1) Les fondateurs de l'établissement sont MM. Roche, Blanc et Savoyen, médecin.

à la haute valeur thérapeutique de nos Eaux ; et, à ce propos, nous émettons le vœu que dans la prochaine édification du nouvel Etablissement on utilise nos Eaux thermales *aussi près que possible de leurs sources*, à fin de ne rien perdre de leurs précieuses qualités. C'est d'ailleurs l'opinion des notabilités scientifiques les plus autorisées et entre autres de deux illustrations du corps médical français, le professeur Gubler de regrettable mémoire, et le Dr Hardy professeur à la Faculté de médecine de Paris, qui tous les deux ont visité nos Eaux.

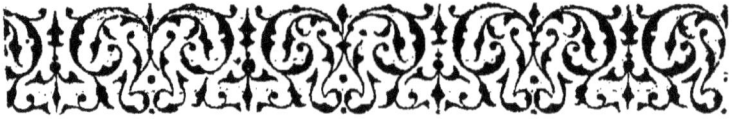

III

ES Eaux minérales sourdent sur la rive droite d'un Doron, au pied d'un grand roc calcaire, à huit mètres de profondeur au-dessous du niveau du sol ; elles jaillissent par plusieurs ouvertures ou jets qui sont réunis dans deux bassins souterrains désignés depuis longtemps sous le nom de *grande* et de *petite source*. C'est dans ces réservoirs, que plongent les canaux qui amenaient anciennement l'eau salée aux salines de Moûtiers, et qui, actuellement, alimentent l'établissement thermal.

L'Eau de Salins-Moûtiers, examinée dans un verre, est limpide comme de l'eau ordinaire ; vue en masse, comme dans les conduits et les réservoirs, elle présente une teinte claire, orangée, due au dépôt ferrugineux considérable qui se forme, au contact de l'air, sur les parois du récipient. On voit à la surface

5

de l'eau, à découvert, ainsi qu'à l'intérieur des canaux, des matières organiques ou *conferves* de couleurs variées, mais surtout d'un beau vert.

L'Eau minérale de Salins est franchement *salée*, un peu amère ; néanmoins, elle n'est pas très désagréable à boire ; son odeur, sans être bien marquée, offre une certaine analogie avec celle de l'eau de mer. Elle contient beaucoup de gaz et principalement du gaz acide carbonique ; ainsi, dans le réservoir principal, on entend comme une espèce de bouillonnement continuel dû aux bulles de gaz qui viennent éclater à la surface de l'eau avec un bruissement particulier.

La température des Eaux est de 35 degrés centigrades ; elles marquent 2° environ à l'aréomètre ; leur volume est considérable. Ainsi, d'après un rapport de M. Pelletan, ingénieur des mines de Savoie, en date du 27 octobre 1875, le débit des Eaux de Salins serait de 4,046 litres par minute, ce qui fait plus de 5 millions et demi de litres par 24 heures, quantité énorme qui permet de donner les bains à *courant continu*, ce qui constitue une supériorité *spéciale* des Eaux de Salins-Moûtiers sur les autres Eaux minérales congénères de la France et de l'étranger.

Des expériences personnelles, faites en 1868 et

1869, m'ont démontré l'état électrique des Eaux de Salins (1).

C'est en 1809 que la première analyse des Eaux de Salins a été publiée ; on la doit à M. Berthier, qui était alors professeur à l'Ecoles des mines de Moûtiers, sous le premier empire. Un litre d'Eau de Salins a donné à cet habile chimiste le résultat suivant :

Acide carbonique libre.	0 gr.	68
Carbonate de fer.	0	15
Carbonate de chaux.	0	75
Sulfate de chaux.	2	40
id. de magnésie. . . . . ,	0	52
id. de soude.	0	98
Hydrochlorate de magnésie . . .	0	30
id. de soude (sel marin).	10	22
id. de fer.	0	01

Cette minéralisation est très remarquable ; elle se compose, en effet, de 10 grammes 22 de *sel marin* par litre, et, en totalité, de 16 grammes et plus de divers sels anhydres. On voit de suite l'analogie frappante qui existe entre les Eaux de Salins-Moûtiers et les eaux de mer, sur lesquelles nos Eaux ont le précieux avantage de la thermalité. Ce sont donc de *véritables Eaux de mer thermales.*

(1) Voir ma Notice, ainsi que l'ouvrage du Dr Scoutetten, qui considère l'électricité comme la cause principale de l'action des Eaux minérales sur l'organisme. Paris, 1864.

Depuis la publication de l'analyse qui précède, d'importants travaux analytiques, dûs, pour la plupart, à des chimistes de la Savoie, sont venus démontrer dans nos Eaux thermales de nouveaux principes minéralisateurs doués d'une action thérapeutique énergique. Ainsi en 1836, M. Reverdy, de Moûtiers, a découvert dans nos sources la *potasse* à l'état de *bromure*, et du même coup, la *potasse* et le *brôme* ; en 1840, M. Calloud Fabien a signalé l'*iode* ; et en 1858, M. Charles Calloud, de Chambéry, a trouvé dans les Eaux de Salins l'*arsenic* à l'état d'*arséniate de chaux* et *de fer*. D'après ce dernier et regretté savant, de toutes les Eaux minérales de la Savoie, celles de Salins-Moûtiers seraient celles qui contiennent la plus forte dose d'*arsenic* ; car, d'après lui, 1 gramme de dépôt ferrugineux humide de ces Eaux renferme 12 *milligrammes* 1/2 *d'acide arsénique* (1).

Quelques temps après l'annexion de la Savoie à la France, M. Langrognet, professeur de chimie à Chambéry, a découvert dans nos Eaux la *lithine* à l'état de *chlorure de lithium* ; il en évalue la quantité à 15 milligrammes par litre, quoiqu'il n'ait opéré que sur une petite quantité d'eau minérale. Néanmoins, d'après cet éminent chimiste, l'Eau de

---

(1) Lettre de M. Ch. Calloud à l'auteur.

Salins-Moûtiers est assez riche en *lithine* pour que l'on puisse la doser avec la *balance* sans opérer sur plus de 25 litres, voire même sur plus de 5 litres ; et je crois, comme lui, qu'il y a peu d'Eaux minérales pour lesquelles cela puisse se faire. En effet, ce n'est qu'au moyen du *spectroscope* que M. Truchot a pu doser la lithine dans les Eaux minérales de l'Auvergne ; or, ce procédé, de l'avis même d'un homme bien expert dans ces matières, le Dr Garrigou, n'offre pas toute l'exactitude désirable (1). La conclusion de cela est que les Eaux de Salins-Moûtiers sont des Eaux minérales *très lithinées*.

Enfin, le 29 décembre 1863, un rapport officiel a été présenté à l'Académie de médecine de Paris par M. Gobley sur les Eaux de Salins ; en voici les passages les plus intéressants :

« L'Eau de Salins est limpide ; sa saveur très
« salée indique déjà une notable proportion de chlo-
« rure de sodium. Elle précipite abondamment par
« l'azotate d'argent, ainsi que par l'oxalate d'ammo-
« niaque et le chlorure de baryum. Cette eau laisse,
« par l'évaporation, un résidu blanc renfermant du
« sulfate de chaux aiguillé et des carbonates calcaires.
« Le résidu se dissout avec une vive effervescence

---

(1) Annales de la Société d'hydrologie, tome xxe, page 442.

« par l'addition de l'acide chlorhydrique, qui prend
« alors une teinte jaunâtre due à l'oxyde de fer...

  « Les dépôts ocreux formés dans les bassins
« d'immergence des Eaux sont abondants ; ils renfer-
« ment des proportions considérables d'*arsenic*, car
« il suffit de 1 à 2 grammes de ce dépôt convenable-
« ment traité pour obtenir, par l'appareil, des taches
« recouvrant plusieurs assiettes.

  « Analysée au laboratoire de l'Académie, par
« M. Bouis, cette eau a fourni, pour un litre, les
« résultats suivants :

Résidu insoluble.	0 gr. 036
Carbonate de chaux	0 005
Sulfate de chaux.	1 392
id. de magnésie	0 752
id· de soude.	0 641
Chlorure de sodium.	11 317
Iode, fer, arsenic, matières organiques .	traces.
Total. . .	15 gr. 143

  « Quant aux Eaux-Mères des salines de Moûtiers,
« elles marquent 30 degrés à l'aréomètre ; elles
« sont fortement colorées en jaune; elles renfer-
« ment de l'*iode* en proportion assez forte pour que
« la présence de ce corps soit constatée directement
« dans ces eaux (1). »

---

(1) Extrait du Bulletin de l'Académie de médecine de Paris du
15 janvier 1864.

On peut donc se convaincre par ce qui précède que nos Eaux thermales de Salins-Moûtiers sont des eaux minérales d'une richesse exceptionnelle. Beaucoup plus *chlorurées* que les eaux minérales analogues de la France et de l'étranger, fortement *arsénicales* et *ferrugineuses*, aussi *lithinées*, si ce n'est davantage, que la plupart des eaux minérales de l'Auvergne, nos Eaux de Salins-Moûtiers sont incontestablement appelées au plus brillant avenir. Si elles n'ont pas le même degré de salure des eaux de mer, elles ont sur celles-ci l'avantage d'être gazeuses et *surtout* d'être thermales; c'est également cette thermalité naturelle qu'on pourrait appeler *organique* qui donne à nos Eaux de Salins-Moûtiers une supériorité réelle sur les Eaux de Salins-Jura qui sont froides. En effet, d'après le professeur Gubler, « la densité de la « solution saline n'est pas la seule condition d'activité « d'une eau pélasgienne; la thermalité a aussi son « importance. Or, Salins-Moûtiers possède cette « qualité en même temps qu'une minéralisation « supérieure à celle de Kreuznach dont l'eau froide « ou à peine dégourdie et médiocrement chargée, ne « mérite, à aucun point de vue, la vogue dont elle « jouit encore, même parmi nous (1). »

_____

(1) Du traitement hydriatique des maladies chroniques, par le Dr Gubler, 1874, page 14.

Je citerai encore l'opinion autorisée d'un ancien inspecteur général des eaux minérales, le Dr Mélier qui, dans un rapport spécial au conseil d'hygiène et de salubrité publiques, s'exprimait ainsi, à propos de nos eaux :

« Analogues aux Eaux de Bourbonne, de Bourbon-
« l'Archambault, de Balaruc, les Eaux de Salins-
« Moûtiers contiennent deux fois, et quatre fois les
« principes salins des premières. C'est une mer
« chaude dans les Alpes. Nulle part la thérapeutique
« ne rencontre de ressources pareilles. »

D'après un éminent hydrologue, le Dr Rotureau, les Eaux de Salins-Moûtiers peuvent remplacer avantageusement les Eaux de Hombourg, Nauheim, Kreuznach et Kissingen dont l'Allemagne est si fière (1).

---

(1) ROTUREAU. Examen comparatif des principales Eaux de l'Allemagne et de la France, page 51.

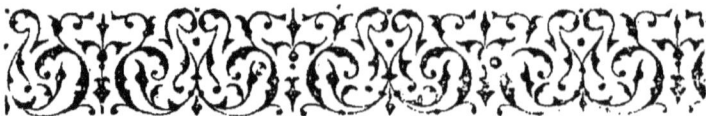

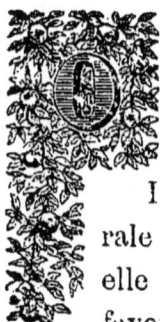

IV

N administre les Eaux de Salins-Moûtiers en *boisson, bains, douches, irrigations, pulvérisation, boues minérales,* et *lotions externes.*

Ingérée à petite dose, cette eau minérale a une action *tonique* et *altérante ;* elle excite l'appétit, stimule l'estomac et favorise le travail de l'assimilation ; elle possède sur l'eau de mer l'avantage d'être bien tolérée par les voies digestives et de ne pas provoquer de vomissements, probablement parce qu'elle est gazeuse et thermale. En effet, dans ses belles leçons sur les Eaux minérales, le Dr Gubler dit que : « l'Eau « de Salins-Moûtiers (Savoie) est préférable pour « l'usage *interne,* semblable en cela à la source de « Nauheim, tandis qu'il serait impossible de prendre « à la fois plus d'une ou deux cuillerées d'Eau de « Béarn, ou d'un demi-verre d'eau de Salins-

« Jura (1). » On peut d'ailleurs la mitiger avec du lait ou un sirop quelconque.

Si la dose de l'eau minérale est portée à plusieurs verres, elle amène la salivation, provoque des évacuations alvines et une diurèse abondantes ; ce dernier mode d'administration des eaux est *exceptionnel* et ne doit pas s'employer plusieurs jours de suite, à cause de l'irritation et même de l'inflammation que les eaux produiraient sur le tube gastro-intestinal : on ne doit boire les eaux de Salins à *haute dose* que d'après l'avis formel d'un médecin.

Prises en bains, les Eaux de Salins stimulent la peau et la rendent tout d'abord un peu rugueuse ; au bout de 30 à 40 minutes d'immersion, les parties pulpeuses des doigts et des orteils deviennent blanches et offrent des espèces de plis longitudinaux pareils à ceux qu'on observe aux mains, lorsqu'elles ont été en contact avec de l'eau de lessive. Cet effet qui ne dure pas longtemps dépend d'une saponification passagère qui s'opère sous l'influence des sels de soude et de potasse sur l'enduit graisseux de la peau.

A peine est-on plongé dans le bain, que le corps se couvre d'une quantité de petites bulles de gaz acide carbonique, la peau rougit, la circulation devient plus rapide, il se produit une émission

---

(1) Traitement hydriatique des maladies chroniques, page 15.

fréquente des urines ainsi qu'une stimulation générale de l'organisme; parfois on éprouve une sensation
de soif assez vive. Si le bain est prolongé, on sent
souvent des bouffées de chaleur monter à la tête,
avec un peu de céphalalgie, surtout chez les personnes
douées d'un tempérament sanguin. En sortant du
bain, on se sent plus fort et plus alerte; le corps,
comme doué d'une nouvelle vie, est plus dispos aux
mouvements et devient capable de supporter de plus
grands efforts et des fatigues plus prolongées.

Les douches à *frictions* ont toutes choses égales
d'ailleurs, une action identique, souvent beaucoup
plus prononcées : elles sont *toniques* et *résolutives*.
L'Eau thermale de Salins étant très active ne doit pas
être administrée ordinairement en douche *ascendante* à moins qu'on ne la mélange avec un liquide
émollient; il en est de même pour les injections
vaginales qu'il est plus prudent de faire avec le
tube-spéculum de Wickam qui permet à l'Eau
minérale de pénétrer sans projection dans les parties
génitales profondes.

On prend également les Eaux de Salins en
gargarismes, *irrigations* et en *pulvérisation* dans
les affections chroniques de la bouche, des fosses
nasales et de l'arrière-gorge, du pharynx et des
bronches.

Après quelques jours de traitement, il survient.

quelquefois une fatigue générale se traduisant par de l'insomnie, de l'agitation, du prurit, des éruptions à la peau, de l'inappétence, de l'abattement, de la constipation etc.; ces symptômes qui ne sont que passagers, sont l'indice de la *fièvre thermale* ou plutôt de la réaction organique qui s'opère au sein de nos tissus imprégnés de l'eau minérale.

En somme, l'action *physiologique* des Eaux thermales de Salins-Moûtiers se traduit par l'*excitation* des systèmes *nerveux* et *circulatoires ;* il est inutile d'ajouter que les douches et les bains additionnés d'Eaux-Mères, ont, toutes choses égales d'ailleurs, une action identique, mais beaucoup plus prononcée.

Les *Boues minérales, i Fanghi* de Salins s'emploient en applications locales; leur action est *très résolutive.*

L'Eau de Salins sous forme de *lotions externes* est un bon topique *résolutif,* je l'ai employée souvent avec succès comme succédanée de la *teinture d'arnica,* dans les anciennes entorses, dans les affections traumatiques chroniques. L'*art vétérinaire* utilise également depuis longtemps les propriétés toniques et résolutive des Eaux de Salins pour les chevaux qui ont les membres foulés, meurtris ou affaiblis.

La cure thermale, à Salins-Moûtiers, est, en général, de vingt et un à vingt-cinq jours : souvent il est nécessaire de la prolonger davantage. En effet comme le dit avec raison Gubler, si l'on veut imprimer à une économie déviée et troublée une direction persistante et sérieuse, il est indispensable de prolonger l'administration des Eaux minérales. Dans certains cas, nous conseillons, dans la même saison, deux cures séparées par un intervalle de quelques jours.

V

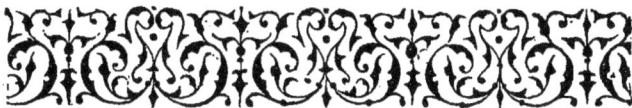

E la connaissance de l'action physiologique d'une eau minérale, découlent
naturellement ses indications et ses
contre-indications thérapeutiques.

Les eaux thermales de Salins-Moûtiers
*chlorurées sodiques, arsénicales, ferrugi-
neuses, lithinées* et *carboniques* sont des
eaux éminemment *toniques* et *reconstituantes;* elles sont indiquées dans toutes les maladies
caractérisées par l'*atonie,* l'*asthénie* et l'*anémie;*
toutes les fois, en un mot, qu'il s'agit de fortifier et
de remonter l'organisme.

1° Les affections du système *lymphatique* sont
le triomphe de nos Eaux chlorurées; en effet, depuis la
simple exagération du tempérament lymphatique qui
n'est pas encore une maladie, jusqu'aux désordres les
plus profonds produits par la *scrofule,* cette maladie
terrible qui décime l'espèce humaine, toutes ces
altérations multiples, véritable Protée, que la
médecine ordinaire est souvent impuissante à saisir,

trouvent un remède puissant et efficace dans l'usage des Eaux chlorurées sodiques de Salins-Moûtiers (1). Aussi ces eaux conviennent-elles admirablement aux *enfants*, soit comme *prophylactiques*, pour tonifier leur organisme et le prévenir contre l'imminence d'affections d'autant plus fréquentes à cet âge que le développement organique est plus rapide, soit comme *curatives* de maladies confirmées telles que les *engorgements glandulaires*, le *carreau*, les *scrofulides*, les *affections osseuses et articulaires*, les *arrêts de développement*, le *rachitisme*, etc. Chaque année, en effet, nous constatons des effets merveilleux (nos rapports officiels en font foi), obtenus par nos eaux, dans les cas de *débilitation générale* chez les enfants, de disposition à l'*incurvation* des membres ou de toute autre partie de la charpente osseuse, de *retard*, d'*arrêt de développement* de l'organisation entière, si ordinaires à cet âge, et si peu curables avec les ressources ordinaires de la science médicale.

Nous croyons que nos bains de Salins sont préfé-

---

(1) D'après le professeur Cantani de Naples, le chlorure de sodium concourt puissamment à la solubilité dans le sang de l'albuminate de soude et de l'albumine pure, ainsi qu'aux fonctions et à la conservation des globules rouges; il prend une part importante à la vie plastique des tissus, à la prolifération cellulaire. (Manuale di materia medica e terapeutica, vol. 1).

rables *aux bains de mer* dans la médecine des
enfants ; en effet ici à Salins, il n'y a pas à craindre
de réaction difficile ni dépassant le but ; nos eaux
sont admirablement *tolérées* par les enfants soit en
bains soit même en boisson, avantage immense sur
l'eau de mer. A propos d'eaux salées, qu'il nous soit
permis, avec Burggraëve, de recommander aux mères
de donner à leurs enfants, dans tous leurs aliments,
un peu de *sel*, et d'en éloigner autant que possible, le
sucre qui prédispose au lymphatisme et aux calculs.

Les effets salutaires des Eaux dans les maladies
du système lymphatique, dans la scrofule, ne sont
pas moins remarquables chez les adultes que chez les
enfants : je les ai surtout observés chez les *jeunes
personnes* et principalement chez les *jeunes femmes* ;
ainsi je possède entre autres plusieurs observations
de guérison complète d'*engorgements glandulaires
chroniques du sein* qui avaient résisté à toute espèce
de traitement.

2° On emploie également avec succès nos Eaux
dans les *paralysies*, surtout dans les *paralysies
rhumatismales, réflexes, saturnines, puerpérales,
métastatiques*, etc., dans toutes les paralysies, en un
mot, qui ne sont pas sous sa dépendance d'une
altération organique des centres nerveux ; on en fera
un usage prudent et réservé dans les paralysies qui
viennent à la suite d'apoplexie, dans lesquelles elles

sont souvent utiles, lorsque la période inflammatoire est complètement dissipée, et à condition que les membres ne soient pas déjà frappés d'une atrophie considérable.

Sans partager complètement la confiance du professeur Fonssagrives dans les Eaux salées pour le traitement de l'*ataxie locomotrice progressive*, j'estime, par analogie, que nos Eaux thermales chlorurées sodiques de Salins-Moûtiers employées en boisson, bains et douches doivent être très utiles au début de cette affection grave et doivent produire les mêmes effets, voire même plus accentués, que les Eaux de Balaruc. C'est probablement la minéralisation puissante et surtout chlorurée des Eaux qui jointe à la thermalité, stimule fortement la nutrition et place le tissu de la moelle dans des conditions défavorables à la production de la dégénérescence scléreuse (1).

3° Les Eaux thermales de Salins sont d'une efficacité reconnue dans les affections *rhumatismales chroniques*, soit musculaires, soit articulaires, ainsi que dans la *goutte atonique*, en dehors des accès ; à ce propos, il est bon de rappeler que nos Eaux sont *très lithinées* et *très salées* (2).

---

(1) Traité de thérapeutique appliquée, tome 1er page 258 à 260.
(2) Moleschott dit dans ses lettres sur la physiologie que le sel de cuisine est le sel des cartilages. Paris, 1866, tome 1er, page 131.
On sait, d'autre part, que la lithine a été récemment préconisée dans les affections goutteuses. (Drs Garrod, Charcot).

4° Les Eaux de Salins guérissent également les *maladies chroniques de la peau*, surtout quand il y a *inertie* des fonctions de cet organe, et principalement lorsque la constitution est *lymphatique* ou *strumeuse ;* c'est surtout dans les *scrofulides* chroniques à forme sèche qu'elles sont le mieux indiquées. Je dois dire ici que j'ai obtenu avec l'Eau de Salins des résultats excellents dans les *blépharites chroniques*, dans les *ophtalmies scrofuleuses* des enfants et dans l'*ozène* rebelle.

5° Les maladies *atoniques* et *asthéniques* des *voies génito-urinaires* sont très heureusement influencées par l'usage de nos Eaux ; ainsi on les conseille avec le plus grand succès contre l'*incontinence d'urine* des enfants et des jeunes personnes, contre les *pertes séminales* et la *spermatorrhée*, contre la *frigidité* et l'*impuissance*, etc. (1).

6° Pour les affections *utérines*, il faut être très réservé dans l'usage des Eaux de Salins qu'on emploie rarement *seules*, mais le plus souvent *combinées* avec les Eaux sédatives et calmantes de Brides, comme je l'ai dit plus haut, ainsi que dans une brochure spéciale parue l'année dernière (2). Qu'il me

---

(1) Les Romains ajoutaient du sel au fourrage de leurs étalons (Précis d'Hygiène du D' Lacassagne p. 390),

(2) De l'emploi combiné des Eaux thermales de Brides et de Salins-Moûtiers, dans les affections utérines chroniques. Paris. J. B. Baillière 1880.

suffise de rappeler l'efficacité de nos Eaux dans les écoulements *muqueux asthéniques*, dans les *divers troubles de la menstruation*, dans la *métrite chronique*, dans les *inflammations chroniques* du *tissu cellulaire pelvien*, les *exsudats plastiques circum-utérins*, les *relâchements* et *déplacements* d'organes, la *stérilité*, et les *tumeurs fibreuses* de *l'utérus*. Nous possédons plusieurs observations d'améliorations remarquables de *fibrômes utérins* traités par nos Eaux de Salins, et nous revendiquons pour Salins-Moûtiers la même puissance d'action, si elle n'est pas supérieure, qu'on a invoquée pour Salies de Béarn et Kreusnach dans le traitement des tumeurs fibreuses de l'utérus.

7° L'efficacité des Eaux de Salins est également bien reconnue dans les affections dites *chirurgicales*, telles que les suites d'*anciennes fractures*, de *luxations*, d'*entorses*, dans les *plaies d'armes à feu invétérées*, dans les *caries*, les *coxalgies*, les *tumeurs blanches*, les *hydartroses*, ainsi que dans les *ulcères atoniques* des membres. Qu'il me soit permis ici de renouveler le vœu déjà exprimé par moi en 1863, que l'administration de la Guerre fasse installer un hôpital *militaire* à Moûtiers à fin de faire jouir du bénéfice incontestable de nos Eaux de Brides et de Salins les soldats qui rapportent souvent de nos colonies, le germe de longues et douloureuses maladies, telles que plaies par armes à feu, blessures graves et invétérées, caries, paralysies, fièvres intermittentes, diarrhée, maladies du foie, etc.

8° Elles sont enfin très indiquées, dans l'*anémie*, la *chlorose*, la *chloro-anémie*, l'*épuisement nerveux*, dans les *convalescences* longues et difficiles, affections si fréquentes dans les grandes villes, et qu'elles combattent victorieusement en restituant au sang les principes qui lui manquent, tels que le fer, le chlorure de sodium, l'arsenic, par exemple, et en reconstituant totalement l'économie (1).

Les *Contre - indications* se déduisent aussi naturellement de l'action physiologique des eaux. Or, les Eaux thermales de Salins ayant une action *tonique* et *stimulante* sont donc *contre-indiquées* dans toutes les affections *aiguës* et même *subaiguës*, et dans toutes les maladies qui sont accompagnés d'un état fébrile. On s'en abstiendra dans les *maladies de poitrine*, dans toutes les affections organiques, dans celles du cœur et des gros vaisseaux, dans les hémorrhagies actives, et dans tous les cas de fièvre hectique et de marasme fort avancé.

---

(1) Dans ses savantes leçons cliniques, le Dr Noël Guéneau de Mussy prescrit souvent l'Eau *chlorurée sodique* et *arsénicale* de la Bourboule dans la *chlorose lymphatique* et dans la *chlorose des enfants;* c'est à ce même titre, que nos Eaux de Salins-Moûtiers *fortement chlorurées* et *arsénicales* réussissent admirablement dans ces affections souvent rebelles.

Les Eaux de Salins sont formellement contre-
indiquées dans les affections aiguës et même
subaiguës du *bas-ventre* et de la *matrice;* on en
suspendra l'emploi pendant la *période menstruelle ;*
elles ne peuvent être utiles que dans les engorgements tout à fait passifs, et en l'absence de tout
travail inflammatoire. On n'en usera qu'avec une
grande circonspection dans les *maladies nerveuses*
caractérisées par une irritabilité excessive, ou par un
nervosisme extrême, à moins que ces accidents ne
dépendent de faiblesse ou d'asthénie. En un mot, on
proscrira les Eaux de Salins, toutes les fois qu'il y
aura *inflammation*, état *fébrile* ou *excitabilité*
nerveuse de nature *sthénique.*

Les considérations qui précèdent ne laissent pas
le moindre doute sur la haute valeur des Eaux de
mer thermales de Salins-Moûtiers. D'ailleurs, elles
ont fait leurs preuves, et commencent à être appréciées
comme elles le méritent par le corps médical de la
France et de l'étranger. Remplaçant les Eaux de
mer, sur lesquelles elles ont le précieux avantage de
la thermalité, avantage qu'elles ont également sur
les eaux de Salins du Jura qui sont froides, analogues
aux Eaux chlorurées les plus renommées de l'Allemagne, telles que Nauheim et Kreusnach, auxquelles
elles sont supérieures par la chaleur ainsi que par la

richesse et la variété des principes minéralisateurs qu'elles contiennent, *arsénicales* autant, si ce n'est plus, que les Eaux de Bourboule, et situées comme les Eaux de Brides leurs voisines et leurs auxiliaires dans une magnifique contrée alpestre, les Eaux thermales de Salins-Moûtiers sont dignes assurément d'occuper un des premiers rangs parmi les eaux minérales chlorurées sodiques. Ce qui constitue leur supériorité incontestable, c'est, *outre leur puissante minéralisation, leur thermalité constante, leur abondance extraordinaire, et leur richesse en gaz carbonique.* Les bains à *courant continu* et à une température naturelle toujours égale, voilà ce que nous offrons aux baigneurs de Salins et ce qu'on ne trouve pas ailleurs. Je ne crois pas pouvoir mieux terminer cette étude sur nos Eaux, qu'en reproduisant la savante appréciation qui en a été faite par l'éminent professeur de thérapeutique de la Faculté de Paris, le docteur Gubler, dans son cours sur les Eaux minérales de la France, appréciation qui, je ne crains pas de le dire, a consacré la réputation des Eaux thermales de Salins-Moûtiers.

« Ces Eaux, dit-il, ont été indignement oubliées « jusqu'à ce jour, par un de ces torts que l'éloigne- « ment de la contrée qui les recèle peut seul « expliquer. Ce sont les plus riches Eaux chlorurées

« sodiquent qui existent. Ni l'Espagne, ni l'Italie (1),
« ni même l'Allemagne qui se glorifie de Kreusnach,
« de Hombourg, de Nauheim, de Kissingen, ne
« peuvent en fournir d'aussi précieuses ; toutes leur
« sont inférieures. Température élevée, minéralisa-
« tion concentrée, gaz en dissolution, quantité
« déversée chaque jour, tels sont les caractères
« supérieurs qui leur valent le premier rang parmi
« les eaux chlorurées sodiques et leur assurent un
« glorieux avenir. Injustes jusqu'ici par l'oubli que
« nous en avons fait, sachons aujourd'hui réparer
« notre tort, et reconnaître tout le prix qu'elles ont
« le droit de nous réclamer. »

(1) Nos Eaux de Salins-Moûtiers ont une grande analogie avec les
Eaux salées de *Salsomaggiore* en Italie, avec cette différence que ces
Eaux sont froides (14°) tandis que les nôtres sont thermales (35°). (Voyez
le Guida alle acque d'Italia du Dr Schivardi).

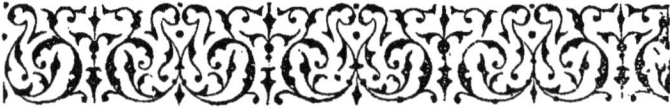

VI

Cures parallèles des Eaux de Brides et de Salins et d'autres Eaux minérales.

ous allons dire maintenant quelques mots sur l'emploi simultané ou successif, des Eaux voisines de Brides et de Salins que nous venons d'étudier et qui se rendent mutuellement des services signalés dans le traitement de beaucoup de maladies ; ce sont les *cures hydriatiques parallèles* de Gubler, qui sont réciproquement tantôt *auxiliaires* ou *complémentaires*, et tantôt *correctives*. Il faut se rappeler que les Eaux de Brides sont des Eaux *purgatives* par excellence, plutôt *sédatives* et que les Eaux de Salins-Moûtiers, au contraire, sont des Eaux *excitantes* et *reconstituantes* au plus haut degré ; on voit donc tout de suite le parti favorable que l'on peut tirer de l'adjonction de ces deux Eaux thermales : ainsi on emploira avantageusement les

Eaux de Brides dans les cas de *constipation* qui est souvent produite par l'action excitante les Eaux de Salins, dans les cas de paresse intestinale et d'inertie des voies digestives que l'on observe souvent dans les affections lymphatiques et anémiques qui sont du ressort des Eaux de Salins, dans toutes les maladies, en un mot, dans lesquelles il y a des indications multiples et simultanées de purger, de révulser, de décongestionner et en même temps de fortifier, de restaurer et de reconstituer l'organisme. Ainsi, dans certaines affections *utérines chroniques,* la combinaison des deux traitements, la boisson de l'Eau de Brides et les bains de Salins produisent des résultats vraiment remarquables que nous avons signalés dans un travail spécial, résultats qui ne seraient certainement pas obtenus par l'usage isolé d'une seule de ces Eaux thermales. De même, dans les engorgements passifs du bas-ventre, dans les obstructions abdominales chroniques, dans l'obésité, etc., affections qui généralement sont plus ou moins accompagnées d'*anémie,* les Eaux reconstituantes de Salins sont souvent les auxiliaires puissantes de celles de Brides. En somme, les indications thérapeutiques en apparence si opposées de décongestionner et de tonifier et qui se présentent plus souvent qu'on ne le croit, sont admirablement remplies par l'emploi simultané ou successif des Eaux de Brides et de Salins dont les actions respectives se *complètent* ou se *corrigent* mutuellement, combinaison heureuse et sans pareille que nous envient bien des stations thermales renommées et qui assure aux nôtres une supériorité réelle et incontestée.

En outre, nos Eaux de Brides et de Salins, loin d'être exclusives, peuvent s'allier souvent avec succès, à d'autres Eaux minérales d'une autre nature; ainsi nous avons observé depuis longtemps, mon père et moi, les bons effets d'une cure de Brides précèdant ou suivant celle d'Aix-les-Bains dans les affections rhumatismales et goutteuses (1). J'ai constaté également « dit le professeur Gubler, d'excellents résultats, « après une saison à *Salins de Moûtiers,* suivie d'une « demi-cure à Aix en Savoie, chez des sujets lympha- « tiques atteints d'affections articulaires ; de même, « ajoute-t-il, il est plus avantageux pour les sujets « atteints d'une affection calculeuse de l'appareil « urinaire ou de l'appareil hépatique de *débuter* par « une cure à Brides, Châtel-Guyon, Miers, Santenay « ou Vacqueras-Montmirail, et de terminer par un « séjour à Contréxeville, Vittel, Vals ou Vichy. Je

---

(1) C'est d'ailleurs la méthode souvent employée par mes honorables et distingués confrères d'Aix. MM. les Dᵣˢ Vidal, Berthier, Braschet, Davat Legrand, Blanc, Petit, etc.

« recommande volontiers cette tactique dont j'ai eu
« maintes fois l'occasion de constater les mérites (1). »

On voit donc que nos Eaux thermales agissent
non-seulement pour leur propre compte, mais encore
qu'elles préparent admirablement l'organisme à
d'autres traitements thermaux.

---

(1) Du Traitement hydriatique, page 47.

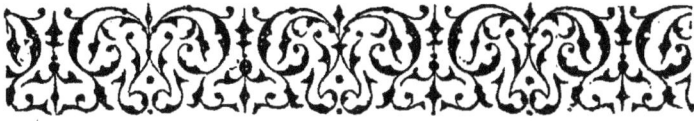

VII

Hygiène pendant le traitement de Brides
et de Salins.

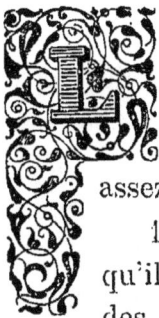

'HYGIÈNE est le plus puissant adjuvant d'un traitement thermal ; on l'a bien compris, trop compris peut-être en Allemagne, mais à coup sûr, pas encore assez en France.

1° C'est surtout l'hygiène *alimentaire* qu'il faut surveiller de près si l'on veut obtenir des Eaux les effets désirés. D'après notre expérience déjà ancienne, nous conseillons de régler ainsi qu'il suit l'ordonnance des repas, quand on boit les Eaux de Brides : un *petit déjeûner*, le matin, après la boisson des Eaux, composé d'un *bouillon* ou *potage aux herbes*, d'une tasse de *thé au lait* ou de *café au lait* avec la moins grande quantité possible de *tartines de beurre;* à midi ou à une heure, le *dîner*, qui doit être le repas le plus copieux et le plus substantiel de la journée, composé de viandes rôties ou grillées (bœuf, mouton, volailles, veau) de légumes verts et herbacés, de vins légers et toniques, non capiteux ; on évitera les mets trop gras et épicés, les viandes noires (gibier), les fritures, les pâtisseries, les crèmes, les glaces, les poissons huileux, le saumon, les crudités, les fruits acides, en un mot toutes les substances froides et indigestes (1). Le repas du soir ou *souper* doit toujours être léger à cause de la purgation du lendemain : il se composera de potage, de légumes. de fruits cuits, etc.

Malheureusement pour la cure, ce dernier repas est généralement trop substantiel et trop abondant dans les hôtels de Brides.

Dans le traitement de l'*obésité* ou de la *poly-sarcie*, on suit un régime spécial qui se compose surtout d'aliments azotés (viandes) avec privation de *farineux* et de *féculents,* etc.

A Salins, on se lèvera matin pour prendre son bain, à fin de pouvoir se reposer dans son lit à la sortie du bain, et continuer par une douce moiteur de la peau l'action des Eaux ; on fait ensuite un premier déjeûner avec du thé ou du café au lait, du chocolat

---

(1) On peut manger, en petite quantité et mélangées avec du vin et du sucre les fraises des bois, quand elles sont bien mûres. Ce sont les seules qui conviennent aux malades. (Hygiène alimentaire de Fonssagrives, page 221).

ou du bouillon. L'alimentation doit être très substan-
tielle (bonnes viandes) quand on fait un traitement aux
Eaux de Salins, qui s'adressent surtout aux affections
marquées au coin de la faiblesse, de l'anémie et du
lymphatisme et dans lesquelles domine un besoin
incessant de restauration organique ; aussi peut-on
faire, sans inconvénient, deux repas presque également substantiels, un entre dix et onze heures du
matin, et l'autre entre cinq ou six du soir.

2° L'*exercice* est également un grand auxiliaire
de toute cure minérale ; c'est d'ailleurs le meilleur
des digestifs. Déjà Hippocrate réduisait à deux règles
les formules de l'entretien de la santé : Ne *pas
manger trop*, et *ne pas s'exercer trop peu* (1) sages
axiômes qui devraient être religieusement observés,
surtout à Brides. Néanmoins l'exercice sera généralement modéré, c'est-à-dire, proportionné aux forces
de chacun, car nous avons remarqué que les grandes
excursions amènent souvent une grande fatigue qui
nuit au succès final de la cure. Toutefois, dans le
traitement de l'obésité, on ne craindra pas de multi-
plier et de répéter l'exercice sous plusieurs formes,
pour exercer tous les muscles, et amener la sudation
comme monter à cheval, sauter, danser, courir, jouer
au billard, faire des armes, nager, chasser, faire de

---

(1) Livre des Epidémies, tome V, page 303.

la gymnastique (1); c'est là un des préceptes importants pour la réussite de la cure de réduction, et très
faciles à suivre, surtout à Brides où l'air pur est très
oxygéné et où abondent de magnifiques promenades
et des sites délicieux.

3° On sait que l'usage des Eaux rend la peau plus
impressionnable et favorise la transpiration ; aussi
sera-t-il prudent, quoique notre climat ne soit ni
froid, ni humide, de porter des vêtements plus
chauds, le matin et le soir, à fin d'éviter tout
refroidissement.

4° Dès qu'on entreprend un traitement thermal,
on fuira avec soin les excès de tout genre; il faut
oublier les préoccupations habituelles, laisser de
côté les affaires, s'abstenir de toute fatigue cérébrale,
se laisser aller à une douce oisiveté, au plaisir de
nouvelles relations sociales et à l'espoir d'un soulagement ou d'une guérison prochaine. Nous dirons enfin
aux baigneurs avec Alibert : « Quand vous arrivez
« aux eaux minérales, faites comme si vous entriez
« dans le temple d'Esculape; laissez à la porte toutes
« les passions qui ont si souvent tourmenté votre
« esprit (2). »

---

(1) Traitement curatif et préservatif de l'obésité par Schindler. page 33.
(2) Précis historique sur les Eaux minérales. Paris 1826.

RAPPORTS OFFICIELS

DE L'ACADÉMIE DE MÉDECINE DE PARIS (G. Masson éditeur.)

1°. Année 1874 (1)

EAUX DE BRIDES-LES-BAINS (Savoie)

(Sulfureuses calciques.)

« L'annexion de la Savoie a enrichi la France d'une eau minérale très précieuse.

Brides-les-Bains a des sources trop rares chez nous, qui abondent en Allemagne et qui peuvent, avec Chatelguyon, nous affranchir d'un tribut que nous étions presque forcés de payer à Hombourg, à Marienbad, à Kissingen, à Carlsbad.

Les eaux de Brides dont l'épreuve est faite et les propriétés aujourd'hui bien connues sont purgatives, puis tout à la fois, et en dernier résultat, altérantes, toniques et reconstituantes.

Ces propriétés thérapeutiques déclarées déjà depuis longtemps, sont mises hors de doute dans le rapport très consciencieux adressé pour 1874 par M. le docteur Laissus fils, médecin inspecteur de cette station.

---

(1) Rapporteur: M. le Dr Jules LEFORT membre de l'Académie de Médecine.

L'analyse chimique des eaux de Brides permet de comprendre leur action purgative : les sulfates de soude et de magnésie y figurent dans une proportion notable ; de plus on y constate la présence du fer, de l'iode, de l'arsenic, etc.

Les maladies spéciales dans lesquelles M. le Dr Laissus a surtout constaté les effets heureux des Eaux de Brides sont : les engorgements du foie, certaines affections qu'on ne peut, faute de mieux, désigner autrement que sous le nom d'états bilieux ; les coliques hépatiques calculeuses ; la dyspepsie atonique et saburrale ; la constipation devenue maladie ; la pléthore abdominale avec hémorrhoïdes ; quelques affections cérébrospinales ; les dermatoses, les engorgements utérins, etc.

Ce qui caractérise singulièrement ces eaux, c'est l'union officinalement inimitable des propriétés purgatives et toniques ; cette double action favorise les sécrétions et les circulations du tube digestif et de ses annexes sans débiliter, comme on le ferait avec des purgatifs salins répétés, et au contraire en excitant la reconstitution par l'appétit qu'on provoque, sans altérer le sang et la nutrition comme avec les eaux alcalines ou les carbonatées sodiques.

Deux verres au moins, quatre au plus d'eau de Brides qui a 35° centigrades de température et qui présente un goût aigrelet assez agréable, donné sans

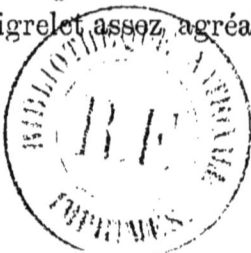

doute par le gaz acide carbonique que cette eau renferme, produisent des évacuations alvines abondantes qui n'ont jamais le moindre inconvénient, qui remontent, au contraire, les fonctions digestives et aident à la reconstitution générale.

Ces eaux excellentes, et trop peu communes chez nous, méritent donc de fixer l'attention des médecins et ne peuvent manquer d'être de jour en jour plus fréquentées par les sujets affectés des maladies désignées plus haut. La médecine purgative a toujours eu beaucoup de succès et de partisans: les eaux de Brides deviendront bientôt le rendez-vous des malades qui ne peuvent plus se rendre aux eaux purgatives d'Allemagne et qui ne le regretteront pas, car elles sont désormais bien remplacées chez nous.

M. l'inspecteur Laissus n'a pas perdu cette belle occasion de compléter notre thérapeutique thermale. et l'Académie le remercie de ce qu'il a déjà fait pour cela.

EAUX DE SALINS (Savoie).

(Chlorurées sodiques.)

Dans son rapport réglementaire pour l'année 1874, M. le D' Laissus fils, médecin, inspecteur des eaux de Brides et Salins, département de la Savoie, a consacré un grand nombre d'observations à l'applica-

tion méthodique des sources fortement chlorurées
sodiques et thermales de Salins près Moûtiers, dans
le traitement des affections lymphatiques, scrofuleuses, et en général de toutes les maladies chroniques,
marquées au coin de la faiblesse, de l'atonie et de
l'anémie, à la condition qu'il ne s'agisse ni d'un état
subaigu, ni d'une excitabilité nerveuse excessive. On
ne saurait trop appeler l'attention des praticiens sur
l'importance de cette station savoisienne, devenue
française depuis l'annexion, et dont M. le professeur
Gubler a pu dire, sans crainte d'être contredit,
qu'elle l'emporte de beaucoup pour la minéralisation
et la thermalité de ses abondantes sources sur tout ce
que l'étranger, et notamment les plus fameux bains
d'Allemagne, revendiquent en fait de médication
saline. 11 grammes 317 de chlorure de sodium, d'après
l'analyse de M. Bouis, et une thermalité de $+ 35°$
cent. au robinet des baignoires, constituent, en effet,
un point de départ de propriétés médicales des moins
contestables et, en y ajoutant les bienfaits d'une
altitude alpestre, il est certain que le lymphatisme à
sa plus haute expression, ainsi que la diathèse
scrofuleuse, trouvent des ressources efficaces à Salins
près Moûtiers. Le rapport de M. Laissus, quoiqu'il
laisse à désirer, eu égard aux détails des observations
qui pourraient être plus étendues, fait cesser toute
hésitation sur le rang que cette station est appelée à

prendre parmi nos richesses hydrologiques nationales.
C'est en 1868 que le gouvernement français a concédé
à la ville de Moûtiers, la saline qu'on y exploitait
depuis longtemps, y compris la source qui l'alimente,
pour être convertie en établissement thermal. Une
compagnie, désignée sous le titre de *Société Tarentaise*, en est devenue propriétaire, en mars 1874, par
un acte de vente entre elle et la ville de Moûtiers.
Cette compagnie a déjà réalisé certaines améliorations
dans l'installation des baignoires et des piscines, dont
elle a accru le nombre, mais il lui reste encore à
développer et à perfectionner le système des douches
dont on dispose à Salins-lès-Moûtiers, et qui garde
l'empreinte des modes les plus primitifs. Il est à
croire que la nouvelle administration confondra ses
intérêts et ceux des malades, en accomplissant le
plus tôt possible un progrès que lui conseille si
judicieusement M. le médecin inspecteur.

2°. Année 1875 (1)

EAUX MINÉRALES DE BRIDES-LES-BAINS
ET DE SALINS (Savoie)

M. le Dʳ Laissus, inspecteur tout à la fois de
l'établissement de Brides-les-Bains et de Salins en

---

(1) Rapporteur: M. le Dʳ EMPIS membre de l'Académie de Médecine.

# #

Savoie, a adressé à l'Académie un rapport officiel sur ces deux stations thermales, qui mérite doublement les éloges de la commission et pour la partie administrative, et pour la partie scientifique qui y est annexée.

Il serait à souhaiter que tous les médecins inspecteurs comprissent aussi bien leurs devoirs, tant au point de vue de l'administration, qu'au point de vue de la science et des progrès que chacun d'eux est à même de faire faire à l'hydrologie.

M. le D' Laissus a compris que le rôle de médecin inspecteur d'une station d'eaux minérales ne pouvait pas être celui d'un simple garçon de bureau, enregistrant pêle-mêle des noms de maladies, propres à constituer, tout au plus, une nomenclature des maux qu'on y guérit, et un appel aux clients qui les éprouvent. Il a choisi un rôle plus élevé, celui de clinicien! Si les maladies du foie, les coliques hépatiques, les dyspepsies gastro-intestinales, etc., se rencontrent aussi bien à Vichy et à Carlsbad qu'à Brides-les-Bains, il a cherché avec sagacité, quelles étaient les conditions individuelles qui, pour chacune de ces affections, indiquaient plutôt les eaux de l'une de ces stations que celles de telle autre.

La conclusion de ces recherches est que : « Les « eaux de Brides sont indiquées dans toutes les « maladies du *foie* qui sont causées ou entretenues

« par un défaut de secrétion de la bile, par le ralen-
« tissement de son cours, pour la rétention et la stase
« biliaire, par l'obstruction des canaux hépatiques,
« surtout lorsque ces maladies sont accompagnées d'un
« état *anémique* ou *cachectique*, comme cela arrive
« souvent ; c'est dans cette dernière circonstance que
« ces eaux *toniques*, quoique purgatives, sont supé-
« rieures, aux eaux minérales d'ailleurs si renommées,
« de Vichy. En effet, il est à peu près généralement
« reconnu que les eaux bicarbonatés de Vichy sont
« fondantes et *déplastisantes*, c'est-à-dire qu'elles
« liquéfient le sang et, par conséquent, l'affaiblissent,
« tandis que, au contraire, les eaux salines *sulfatées*
« de Brides, qui sont en même temps *ferrugineuses*,
« augmentent la plasticité du sang et le tonifient,
« tout en faisant disparaître, par la révulsion intes-
« tinale, l'élément congestif de l'appareil hépatique. »

M. l'Inspecteur recommande aussi tout particu-
lièrement ses eaux : « Dans les affections congestives
« du cerveau, dans les suites de l'apoplexie, les
« paralysies d'origine cérébrale, les dyspepsies
« atoniques et flatulentes, les congestions veineuses,
« les hémorrhoïdes, les inflammations chroniques du
« système utérin et toutes les conséquences de la
« pléthore veineuse abdominale. »

Les eaux minérales chlorurées de Salins, en
Savoie, sont de véritables *eaux de mer thermales*.

Leur température ne varie pas, et reste à 36 degrés. Cependant à la suite d'un tremblement de terre, en 1856, elle s'éleva pendant une heure à 41 degrés. Lors du tremblement de terre de Lisbonne, en 1775, les sources de Salins tarirent pendant 48 heures; et, lorsqu'elles reparurent, leur volume était augmenté et leur minéralisation affaiblie. Actuellement la quantité des eaux est de 4046 litres par minute.

« Ces eaux sont toniques et résolutives par excel-
« lence, écrit Monsieur l'inspecteur, et conviennent
« par conséquent dans toutes les maladies chroniques
« caractérisées par la faiblesse, l'atonie et l'asthénie; »
toutes les fois, en un mot, qu'il s'agira de tonifier et de reconstituer l'organisme.

Les affections du système lymphatique sont le triomphe des eaux de Salins. En effet, depuis la simple exagération de tempérament lymphatique, jusqu'aux désordres les plus profonds produits par la *scrofule*, toutes ces infirmités sont justiciables de l'action salutaire de ces eaux. Elles métamorphosent les enfants faibles, débiles, rachitiques qui ne peuvent se soutenir, en leur communiquant l'animation, les forces et la vie.

Elles guérissent les engorgements glandulaires, les affections osseuses et articulaires, les caries, les fistules, les ulcères atoniques, tout le cortège en un

mot, des accidents qui caractérisent l'affection scrofuleuse si fréquente dans les grandes villes.

Leur efficacité contre l'anémie et la chloro-anémie
n'est pas moins remarquable, comme le prouvent les
observations particulières relatées dans ce rapport.

Succédanées des eaux de mer que tout le monde
ne peut pas supporter et sur lesquelles elles ont
l'avantage de la thermalité, les eaux de Salins en
Savoie, ayant une minéralisation plus riche et plus
variée que celles de Balaruc, de Bourbonne, de la
Bourboule, doivent désormais remplacer les eaux
minérales similaires d'outre-Rhin, telles que Nauheim
et Kreusnach.

L'art vétérinaire utilise depuis bien longtemps les
propriétés toniques et résolutives des eaux de Salins,
pour les chevaux qui ont les membres foulés et
affaiblis ; leur immersion dans ces eaux leur restitue
promptement leur agilité et leur vigueur. »

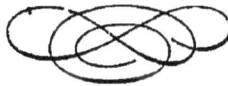

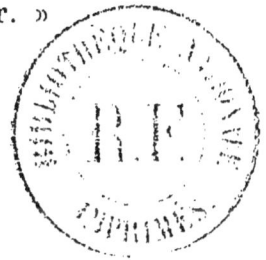

LIBRAIRIE J.-B. BAILLIÈRE ET FILS

BERNARD (Claude). La Science expérimentale, 2ᵉ *édition*.
Paris, 1878, in-18 jésus de 449 pages, avec figures .   4 fr.

DONNÉ. Hygiène des gens du monde, 2ᵉ *édition*, entièrement
refondue. 1878. in-18 jésus de 448 pages . . . .   3 fr. 50

GROS (C. H.). Mémoires d'un estomac, écrits par lui-même
pour le bénéfice de tous ceux qui mangent et qui
lisent, et édités par un ministre de l'intérieur, traduit
de l'anglais par le docteur C.-H. Gros, 2ᵉ *édition*,
1875, 1 vol. in-12 . . . .   2 fr.

GUARDIA (J.-M.). La médecine à travers les siècles. Histoire
et philosophie. 1875, 1 vol. in-8 de 800 pages . . . 10 fr.

HUFELAND (C.-W.). L'Art de prolonger la vie, ou la
Macrobiotique. Nouvelle édition, augmentée de notes
par J. Pellag 1871, 1 vol. in-18 . . . . . .   4 fr.

JOLLY. Le tab   l'Absinthe, leur influence sur la santé
publique,   rdre moral et social, 1875, 1 vol. in-18   2 fr.
— Hygiène m   aris, 1877, in-18 . . . .   2 fr.

LEVY (Mᵐ ᴱ   Traitée d'hygiène publique et privée.
6ᵉ *édition*, 1879 vol. gr. in-8, ensemble 1900 pages
avec figures . . . . 20 fr.

NOTHNAGEL   ROSSBACH. Nouveaux éléments de
matière médicale de thérapeutique. Exposé de l'action
physiologique   thérapeutique des médicaments,
avec une introduction par Ch. Bouchard, professeur
à la Faculté de médecine, 1880, 1 vol. in-8 de
xxxii-860 pages . . . . 14 fr.

PEISSE (Louis). La médecine et les médecins, philosophie,
doctrine, institutions, critiques, mœurs et biographies
médicales. Paris, 1857, 2 vol, in-18 . . . . . .   7 fr.

RÉVEILLÉ-PARISIE (J.-H.) ᴇᴛ CARRIÈRE. Physiologie et hygiène des hommes livrés aux travaux de l'esprit,
ou Recherches sur le physique et le moral, les
habitudes, les maladies et le régime des gens de
lettres, artistes, hommes d'état, jurisconsultes,
administrateurs, etc. 1881. in-18 . . . .   4 fr.
— Guide pratique des goutteux et les rhumatisants. 1878,
1 vol. in-18 jésus . . . .   3 fr. 10

Moûtiers. — Impr. CANE Sœurs, Successeurs de Marc CANE.